知っておきたい
改正道路交通法と認知症診療

川畑信也 著
八千代病院神経内科部長／愛知県認知症疾患医療センター長

中外医学社

はじめに

　2017年3月12日，高齢者に対する運転免許更新の厳格化を目的に改正道路交通法の運用が開始されました．私は，今回の改正道路交通法施行の数年前から愛知県公安委員会から臨時適性検査のための認定医に指定され，臨時適性検査を行うなかで高齢者，特に認知症者の自動車運転に関心を持ってきました．

　3月の運用開始後，改正道路交通法について知りたい，認知症者と自動車運転，今回の改正が医療や介護の現場に及ぼすインパクトなどのテーマで全国から講演会の依頼が多数あり，可能な限り自身の経験を踏まえながら講演を行ってきました．そのなかで強く感じたことは，診断書を作成する医師側に大きな不安や戸惑い，躊躇などがみられることでした．さらに医師が今回の改正の内容を十分理解していないこと，診断書作成の決まりや手順などの情報不足があること，さらに言えば認知症の診断自体に自信がないことなど問題が山積している事実も理解できました．今回の道路交通法の改正はどちらかと言えば唐突に浮上してきた法律改正ともいえるかと思います．診断書を作成する医師側の準備不足や関係学会のやや消極的な姿勢などから認知症診断の精度の問題もあるかと思います．警察庁や日本医師会は，かかりつけ医・非専門医の先生方に診断書作成を期待しているのが事実かと思います．

　そのような状況のなかで，私はかかりつけ医・非専門医の先生方が運転免許に関連する診療で認知症をより正しく診断できること，整合性のある診断書作成の具体的な手順を主題に本書の執筆を進めてきました．医師が知っておきたい改正道路交通法の概略から始まり，運転免許に関連する診療の難しさ，診断書作成のコツや手順，注意点，さらに事例呈示を柱にして，かかりつけ医・非専門医の先生方が運転免許に関連する診療に携わる際にささやかな道標になれるのではないかとの想いで本書を作成しました．

　読者の先生方が運転免許に関連する診療の現場で困ったとき，どうしたらよいか悩むときに本書の該当する箇所を読んで頂ければ必ず回答がみつけられる

かと自負し本書を書き上げております．本書を参考にすることで先生方の適切な診断書作成のお手伝いができることを期待しております．是非，先生方の手元に置いて頂き診療のお役に立つことができれば私の望外の喜びであります．本書の図表や本文の事例などは内容が変容しない程度に改変・手直しをしていることをお断りしておきます．

　最後に本書の執筆に際して多大な助言を賜りました愛知県警本部　交通部　運転免許課　高齢者講習係ならびに臨時適性検査係の方々に感謝申し上げます．

　　2018 年 3 月

著者

目　次

CHAPTER Ⅰ　わが国における交通事故と高齢運転者の実態　1

- わが国における交通事故死亡件数の変遷　1
- 高齢運転者による死亡事故件数の推移　2
- 高速道路逆走は認知症患者が多いのか　3
- 通院している認知症患者における自動車運転の実情　5
- 認知症患者の運転が拙劣になる要因　8
- 認知症の病型からみた運転事故や交通違反の特徴　9

CHAPTER Ⅱ　知っておくべき道路交通法の知識　11

① 道路交通法の変遷　11
② 認知症は運転免許の欠落事由になる　11
③ 認知機能検査とは　12
④ 基準行為　16
⑤ 任意通報制度　17
⑥ 高齢者講習とその費用　18
⑦ 臨時適性検査　19
⑧ 免許の再取得は可能か　手続きはどうしたらよいか　22

CHAPTER Ⅲ　改正された免許更新の手続きを理解する　23

CHAPTER Ⅳ　運転免許に関連する認知症診療の難しさ　30

- 運転免許に関連する認知症診療と通常診療の違い　30
  ① 認知症が軽微，軽度の患者が多い　30
  ② 行動障害・精神症状（BPSD）を示す患者が少ない　31

③ 家族が認知症との視点で患者をみていない ········ 32
　　　　　CASE 1 ▶ 75 歳，男性 ···································· 33
　　　　　CASE 2 ▶ 79 歳，男性．夫婦 2 人の暮らし ·········· 34
　　　④ 患者本人が診療に前向きではない ················· 35
　　　　　CASE 1 ▶ 前項の 75 歳 ·································· 35
　　　　　CASE 3 ▶ 診療を拒否する 79 歳，男性 ················ 36
■ 診療に際して医師はどう考えたらよいか ················ 36
■ 生活障害の目立たないアルツハイマー型認知症
　について ··· 37
　　　　　CASE 4 ▶ 家族が生活障害はないと述べる
　　　　　　　　　　85 歳，女性．アルツハイマー型認知症 ···· 38

CHAPTER V　改正道路交通法からみた認知症診療　41

■ 受診経路 ·· 41
■ 実際の病歴聴取の進めかた ································· 42
　　　　　CASE 5 ▶ 妻の病歴が役に立たない
　　　　　　　　　　80 歳，男性．アルツハイマー型認知症 ···· 46
■ 実際の問診の進めかた ·· 47
　　　　　CASE 5 ▶ 妻の病歴が役に立たない
　　　　　　　　　　80 歳，男性．アルツハイマー型認知症 ···· 50
■ 診察室での患者の様子を観察する ························ 50
■ ① 取り繕い反応 ··· 50
　　　　　CASE 6 ▶ 76 歳，女性．アルツハイマー型認知症
　　　　　　　　　　HDS-R：18 点 ································ 51
　　　　　CASE 7 ▶ 80 歳，女性．アルツハイマー型認知症
　　　　　　　　　　HDS-R：16 点 ································ 51
■ ② 頭部振り向き現象 ·· 52
■ ③ 身だしなみ　整容を観察する ···························· 52
■ ④ 患者が醸し出す雰囲気 ····································· 52
■ 認知機能検査（神経心理検査）の実際 ··················· 53

- 神経心理検査判定のコツ ····· 58
    - CASE 5 ▶ 妻の病歴が役に立たない80歳，男性．アルツハイマー型認知症のHDS-R ····· 58
- 臨床検査（血液検査など）は必要か ····· 59
- 脳形態画像検査は必須 ····· 60
    - CASE 8 ▶ 慢性硬膜下血腫が判明した85歳，男性 ····· 60
    - CASE 9 ▶ 脳腫瘍の存在が判明した65歳，女性 ····· 62
- 診断をどう考えていくか ····· 62
- 病歴と問診・診察，HDS-Rの組み合わせから診断を考える ····· 64
- 当センターにおける臨時適性検査の紹介 ····· 66

CHAPTER VI 診断書作成への対応，リスク，自主返納 ····· 72

- 警察庁の診断書と愛知県版の診断書 ····· 72
- 診断書作成を依頼されたときの対応 ····· 77
- 自身で作成できる患者と認知症専門医療機関に任せたほうがよい患者を区分けする ····· 77
- 日本医師会作成の手引きの問題点と注意点 ····· 83
- 診断書作成に伴うリスクを考える ····· 85
    - CASE 10 ▶ 診断に納得しない78歳，男性 ····· 86
- 自主返納を勧める ····· 86
- 事例からみた自動車運転を止めさせる方法とは ····· 88
    - CASE 11 ▶ 79歳，男性．運転を止めないアルツハイマー型認知症 ····· 89
    - CASE 12 ▶ 78歳，男性．アルツハイマー型認知症 ····· 90
- 運転を止めさせるための対策 ····· 90
- 運転を止めると認知症は進行するのか ····· 92

CHAPTER VII 事例から診断書作成を考える　93

- CASE 13 ▶ 典型的な認知症の病像を示す74歳，男性　105
- CASE 14 ▶ かかりつけ医が診断書作成をできないとのことで紹介になった80歳，男性　108
- CASE 15 ▶ 交通事故を契機に受診してきた73歳，男性　112
- CASE 16 ▶ 臨時適性検査に関する事前確認通知書を経由して受診してきた85歳，男性　116
- CASE 17 ▶ 非認知症と診断した81歳，男性　119
- CASE 18 ▶ 家族が診療に対して不満を示す84歳，女性　122

CHAPTER VIII 疑義事例からみた診断書作成の問題点　129

- CASE 19 ▶ 診断書に病名以外の記載がない89歳，女性　129
- CASE 20 ▶ 診断書に整合性が欠ける84歳，男性　135
- CASE 21 ▶ 前医ではアルツハイマー型認知症と診断されたが軽度認知障害（MCI）であった82歳，男性　138
- CASE 22 ▶ 前医の診断書で整合性に欠ける86歳，男性　144

CHAPTER IX 改正後の運転免許更新の実態　151

- 著者の外来での実態　151
  - ① 性別，年齢別　151
  - ② 受診経路の検討　151

③ 診断の内訳 152
④ 認知機能検査の総得点の検討 153
⑤ 認知機能検査（神経心理検査）の分析 153
⑥ 問診票からみた分析 154
⑦ 診断後の経緯 155
▌ 警察庁の統計からみた実態 155

CHAPTER X 改正道路交通法運用後の問題と課題 158

▌ 改正道路交通法における認知症の定義の曖昧さ 158
▌ 医師の診断書作成能力 159
▌ 認知症と診断される割合が低すぎるのではないか 160
▌ 免許取消し後の移動手段の乏しさ 161
▌ 運転経歴証明書発行の不公平さ 162

索引 165

CHAPTER I わが国における交通事故と高齢運転者の実態

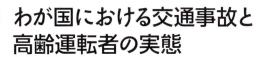

本章では，わが国における交通事故の概要と自験例を含めた高齢運転者の実態を解説する．

わが国における交通事故死亡件数の変遷

わが国では，交通事故死亡件数が1万人を超える時代もあったが，シートベルト着用の義務化と飲酒運転の厳罰化などが功を奏して死亡事故件数は減少の一途を辿っている．図1は，2005年から2017年までの死亡事故件数をグラフで示したものである（平成28年中の交通事故死亡数について　警察庁交通局運転免許課の統計などから作成）．2016年に初めて死亡件数が4,000人を下回ってきていることがわかる．図2は，高齢者（65歳以上）の死者数の推移を示したものである．交通事故による高齢者の死者は絶対数でみると漸減

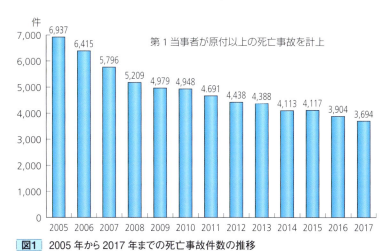

図1　2005年から2017年までの死亡事故件数の推移
（平成28年における交通事故死亡数について　警察庁交通局平成29年2月23日などの資料から著者作成）

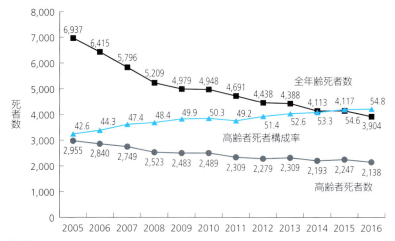

図2 高齢者（65歳以上）死者数の推移
（平成28年における交通事故死亡数について　警察庁交通局平成29年2月23日などの資料から著者作成）

していることがわかるが，全体の死者数がより減少していることから高齢者比率は増加を続け2016年には全死者数の半数を超える状況になっている．

高齢運転者による死亡事故件数の推移

図3 は，75歳以上の高齢運転者による死亡事故件数とその構成比を示したものである．2004年以降の統計をみると，75歳以上の高齢運転者が死亡事故を起こしている件数自体は決して増加していない．この間では400人台で推移していることがわかる．ただし全体数に対する構成比は緩徐な増加を続け2016年では13.5％を占めている．ここから誤解をしてはならないことは高齢運転者による死亡事故件数の絶対数は決して著増しているわけではないことである．新聞などでは高齢社会の進展に伴いあたかも高齢運転者による死亡事故が増加しているように報道しているが，構成比は確かに増加をしているが絶対数の増加はない事実をきちんと把握しておくことが重要である．

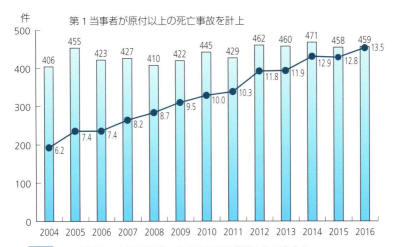

図3 75歳以上の高齢運転者による死亡事故件数とその構成比
(道路交通法の一部改正について 警察庁交通局運転免許課平成27年10月13日,
第5回高齢運転者交通事故防止対策に関する有識者会議資料などから著者作成)

高速道路逆走は認知症患者が多いのか

　新聞などで高速道路を逆走した認知症患者の記事を時折みかけるが,はたして高速道路を逆走するのは認知症患者が多いのだろうか.国土交通省から出されている資料(Press Release　国土交通省　平成28年11月22日　道路局「2020年までに逆走事故ゼロを目指し逆走対策技術を公募します」)をみると,2015年には全国の高速道路で259件の逆走がみられている.つまり3日に2回は全国のどこかの高速道路で逆走が発生していることになる 図4 .逆走の約半数はインターチェンジ(IC),ジャンクション(JCT)で発生している.2011年から2016年6月までに全逆走件数は1,153件に及んでいるが逆走(事故または確保)運転者の年齢分布をみると,65歳以上が67%を占めており逆走車の約5割は軽自動車であった.逆走した運転者の状態分析では,認知症疑いはわずか8%で精神障害5%,飲酒2%を合わせても15%に過ぎず,逆走の原因がある程度はっきりしている事例はそれほど多くはない 図5 .83%は特定の原因を同定できない逆走である.高速道路を逆走する運転者に認知症が多いとの通念は,認知症だから判断力の低下や操作機能障害などがあって運転を誤るのだろうとのやや偏見に基づくものともいえる.マスコミなどの報道

に惑わされることなく事実を正確に把握することが重要である．

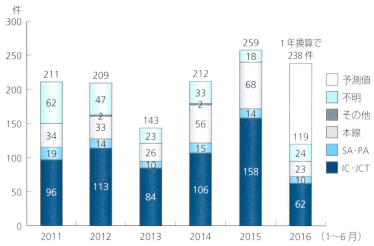

図4 逆走発生件数の推移と発生場所
（国土交通省道路局　平成28年11月22日のPress Releaseから作成）

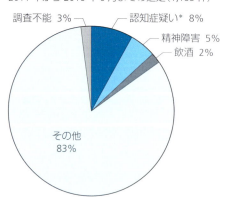

*認知症の疑いとは，家族からの聴取等により
運転者に認知症の疑いがあると判断したもの

図5 逆走（事故または確保）運転者の状態（病態）
（国土交通省道路局　平成28年11月22日のPress Releaseから作成）

通院している認知症患者における自動車運転の実情

認知症と診断されている患者群でどれくらいの患者が現在も運転をしているのだろうか．

ここでは日本精神科病院協会雑誌に掲載された自動車運転について認知症患者（軽度認知障害を含む）の家族に著者が施行したアンケート調査の結果を紹介する．対象は2015年5，6月の2カ月間に当院認知症疾患医療センター通院中の再来認知症患者344名（アルツハイマー型認知症292名，レビー小体型認知症23名，血管性認知症6名，前頭側頭型認知症2名，病型判断困難17名，軽度認知障害4名）である．表1にアンケート内容を示した．具体的には患者が自動車免許を取得しているか否か，取得している場合に現在も運転をしているのか否か，過去2年間に交通事故（人身・物損事故）や交通違反（速度違反や信号無視など）を起こしたことがあるか，あるとすればその具体的な内容，車庫入れの際に車をぶつけたり傷つけたりしたことはないか，患者の車に同乗していてヒヤッとする，危ないと感じたことはないかである．

344名のなかで運転免許を取得している患者は202名で，そのうち40名は認知症と診断される前あるいはアンケート調査前に運転免許証を自主返納し

表1 通院認知症患者の自動車運転の実態アンケート
（八千代病院　愛知県認知症疾患医療センター）

車の運転についてお聞きします
① 現在，日常生活で車を運転していますか　　　　　　　　　　　　はい　いいえ
② 最近2年間で交通事故（人身や物損など）を起こしたことはありますか
　　　　　　　　　　　　　　　　　　　　　　　　　　　　　　　はい　いいえ
③ 交通事故を起こした方にお聞きします　どのような事故を起こしましたか
　　　　　　　　　　（　　　　　　　　　　　　　　　　　　　　　　）
④ 最近2年間で交通違反（速度違反や信号無視など）を起こしたことがありますか
　　　　　　　　　　　　　　　　　　　　　　　　　　　　　　　はい　いいえ
⑤ 交通違反を起こした方にお聞きします　どのような違反を起こしましたか
　　　　　　　　　　（　　　　　　　　　　　　　　　　　　　　　　）
⑥ 最近2年間で車庫入れなどの際に，車をぶつけたり傷つけたことはありますか
　　　　　　　　　　　　　　　　　　　　　　　　　　　　　　　はい　いいえ
⑦ 患者さんの車に同乗していてヒヤッとする，危ないと感じたことはありますか
　　　　　　　　　　　　　　　　　　　　　　　　　　　　　　　はい　いいえ

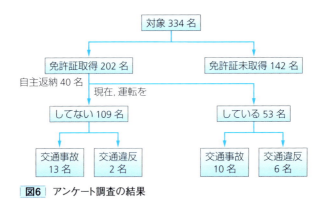

図6 アンケート調査の結果

ていた 図6 ．自主返納をした40名を除いた162名のなかで現在も運転をしている患者は53名32.7％に及び，認知症と診断された後でも3名にひとりは自動車運転を継続していることが明らかになった．53名のなかで過去2年間に交通事故を起こした患者は10名19.2％，交通違反を起こした患者は6名11.5％であった（重複した患者はいなかった）．交通事故や違反には至らないが車庫入れの際の物損事故14名26.4％，同乗者がヒヤッとした経験をもつ事例が21名39.6％に認められている．一方，現在運転をしていない109名では過去2年間に交通事故を起こした者が13名11.9％，交通違反が2名1.8％であった（重複患者なし）．

図7 は，病型別にみた運転免許保有者（自主返納40名を除く）における交通事故，交通違反，車庫入れの際の物損事故，ヒヤッとした経験の頻度を示したものである．レビー小体型認知症ならびに血管性認知症ではアルツハイマー型認知症に比して交通事故を起こしやすい傾向がみられる．車庫入れの際の物損事故もアルツハイマー型認知症に比してレビー小体型認知症で比較的多いようである．認知症患者が運転する車に同乗している者がヒヤッとした経験は，いずれの病型にも認められるが血管性認知症と前頭側頭型認知症でより多いかもしれない（血管性認知症と前頭側頭型認知症は例数が少ないので断定的なことは言い難い）．

性別でみると，男性患者96名では交通事故は13名13.5％，交通違反は6名6.3％にみられていた．女性患者66名ではそれぞれ10名15.2％，2名3.0％であった．明らかな性差はないようである．

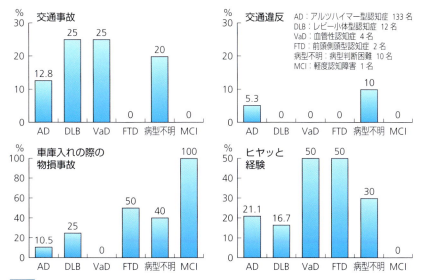

図7 病型別にみた交通事故，交通違反，車庫入れ物損事故，ヒヤッと経験の頻度

表2 交通事故・違反の内容

交通事故の内容（返上の1名含む）		交通違反の内容	
①物損事故（塀や電柱など）	9	①信号無視	5
②対向車と衝突・接触	8	②一時停止違反	2
③駐車中の車に接触	4	③シートベルト未使用	1
④側溝に転落，物損	1		
⑤記載なし	2		
計 人身事故はなし	24	計	8

表2 に家族から得られた交通事故ならびに交通違反の具体例を示した．バスの停留所や停車している車への接触事故などの対物事故がしばしばみられており，交通違反としては信号無視や一時停止違反が多い．認知症患者が示す交通事故あるいは交通違反は，注意機能の低下に基づくものが多い印象を受ける．

（本章は，川畑信也：認知症患者における自動車運転の実態．日本精神科病院協会雑誌：35（5）：455-462，2016を若干手直ししたうえで再掲したものであることをお断りしておく）

認知症患者の運転が拙劣になる要因

　運転技術は，記憶の視点からみると手続き記憶の要因が大きい．記憶は，陳述記憶（言語によって表現できるあるいは評価できる記憶）と非陳述記憶（言語によって表現できないあるいは評価することができない記憶）に大別される．非陳述記憶のひとつに手続き記憶が含まれる．本書の目的とは異なることから詳述は避けるが，手続き記憶を簡単に述べると，たとえば泳ぐあるいは自転車に乗るなどの体で覚えている記憶を意味し，繰り返す経験（練習など）によって獲得され，一度獲得されると意識的処理をしなくても自動的に行うことができ，さらに長期間把持される記憶である．一度泳げるようになると，以降は意識しなくても水に浮き手足を動かして泳ぐことができる．さらに何年も泳がなくても必要なときには泳ぐことができる．自動車の運転もこの手続き記憶が大きく関与していると推測される．しかし，それだけではなく，場所（あるいは位置）に対する見当識や判断力，注意機能，視空間の認識，情報処理機能，思考と運動機能の連携など多くの高次脳機能が複雑に作用することで安全かつ上手な運転を遂行できるといえる．

　ここでは，注意の視点から運転を考えてみる 図8．認知心理学的に注意は，①焦点的注意（ある特定あるいは一定の事柄に注意を向け集中する），②持続的注意（ひとつの状態を維持する），③選択的注意（興味や関心を選択しそこ

- 焦点的注意（特定・一定の事柄に注意を集中する）
  ・車の運転に集中する．
- 持続的注意（ひとつの状態を持続する）
  ・高速道路を何時間でも運転ができる．
- 選択的注意（興味を選択し，そこに注意を向ける）
  ・後部座席で話している子どもの声やラジオの音が気にならない．
- 分割的注意（ふたつ以上の事柄に注意を分散する）
  ・運転をするとき，前方の信号は？横から車が出てこないか？サイドミラーをみながら追い越しをする．

図8 注意（attention）が認知症症状に関与する

に意識を向ける），④分割的注意（2つ以上の事柄に意識を分散する）に分類される．車を運転する状況を考えると，焦点的注意とは車の運転に意識を向けること，持続的注意とは高速道路などを何時間でも運転できる機能，選択的注意とは後部座席で話しをしている子供たちの声やラジオの音を気にすることなく運転できる状態，分割的注意とは，運転をしながら前方の青信号を確認したり後方の車の状況をみたり交差点で横から車が出てこないかと確認するなどいくつかの状況に意識を向けて運転できる状態である．認知症に進展しても焦点的注意と持続的注意は割に維持されやすい．一方，選択的注意と分割的注意は，前2者に比してより複雑な機能であり認知症に進展すると早期の段階から機能低下をきたすものと推測される．おそらく認知症患者では，焦点的注意と持続的注意が保持されることから信号のない単調な一本道を運転する際には大きな危険を伴うことは少ないが，多数の車が往来する市街地や複雑な交差点などでは運転に関する情報が過多となり，選択的注意と分割的注意の低下によって運転技能が拙劣になり交通事故や違反を起こすことになるのではなかろうか．

認知症の病型からみた運転事故や交通違反の特徴

　認知症の原因疾患によって車の運転や事故に差異がみられる可能性がある．表3 は，著者の経験からみた認知症4大原因疾患における運転事故や交通違反の特徴を示したものである．

① アルツハイマー型認知症：疾患の特徴である記憶障害や見当識障害，注意障害が背景因子になっていることが多い．交通違反としては赤信号無視や一時停止違反などが多いようである．駐車している車への接触事故なども起こしやすい．自分で起こした事故について覚えていない，あるいは適切に説明できない，頓珍漢な説明に終始することも少なくない．

② レビー小体型認知症：視覚認知障害（幻視や錯視，変形視）によって路上に人間や動物がみえたり道路が歪んでみえたりなどすることで物損や追突，中央線越えなどの事故を起こす可能性がある．覚醒度の変動や一過性意識消失によって人身事故を起こす危険性が高い（著者は，現在までの診療で受診前に死亡事故を起こしたレビー小体型認知症2名の診察を経験している）．

表3 病型別にみた運転事故・交通違反の特徴

アルツハイマー型認知症	レビー小体型認知症
・記憶，見当識，注意障害が背景因子 ・事故の状況の説明が困難，できない ・信号無視，一時停止違反が多い ・駐車している車への接触事故	・視覚認知障害，一過性意識消失 ・物損や追突，中央線超えによる事故 ・人身事故を生じる危険性が高い
前頭側頭型認知症	血管性認知症
・自分勝手，迷惑などの気持ちはない ・事故を起こしても我関せず，逆に攻撃的 ・一方通行・高速道路逆走 ・信号無視，駐車違反，速度違反などを起こしやすい ・当て逃げもしやすい	・運動障害，思考・動作の緩慢が背景因子 ・咄嗟の反応に遅れがみられる ・細かい運転技能の低下，物損事故

③ 前頭側頭型認知症：自分勝手で周囲の迷惑を考えない特徴から，交通事故を起こしても我関せず，現場からの立ち去り，事故関係者への執拗な攻撃などがみられるかもしれない．信号無視や路上への違法駐車，高速道路の逆走なども想定される．社会的規範を守れないことから速度違反で捕まることも多い．

④ 血管性認知症：運動障害（片麻痺や運動失調）や思考・動作の緩慢が原因で事故を起こしやすい．巧緻運動の拙劣さから車庫入れなどの際に物損事故が多い．走行中に咄嗟の判断や動作ができないことから人身事故や物損事故の可能性が高いかもしれない．

CHAPTER II 知っておくべき道路交通法の知識

本章では医師が知っておくべき道路交通法の概略を解説する．認知症は運転免許の欠落事由になっていること，認知機能検査の概要，高齢者講習などを中心に運転免許に関連する診療で知っておくべき内容をわかりやすく記述しているので可能な限り目を通してもらいたい．

① 道路交通法の変遷 表4

1960年12月に道路交通取締法が廃止され新たに道路交通法が整備された．以降，改正を繰り返しながら今回2017年3月12日に高齢運転者に対する運転免許更新の厳格化がはかられるまでに至っている．以下に，認知症に関連する改正道路交通法についての概略を解説するが法律関係に興味のない先生は読み飛ばして頂いてもよい．

② 認知症は運転免許の欠落事由になる

2002年までは，法律によって一定の病気に罹患している者は運転免許を取得できない（受験をすることもできない）ことが定められていたが，このとき

表4 認知症に関連する道路交通法の変遷（日付は施行日）

- 1960年12月：道路交通法施行（道路交通取締法の廃止）
- 1998年10月：高齢者講習制度の導入（対象は75歳以上）
- 2002年 6月：免許取得の欠落事由の廃止（運転に支障をきたす恐れのある疾患について個別に判断する）
- 2002年 6月：免許更新時に病状報告書の提出義務
- 2002年 6月：高齢者講習の受講対象者を70歳以上に拡大
- 2009年 6月：75歳以上更新者に認知機能検査の義務化
- 2014年 6月：（医師の）任意通報制度の創設
- 2014年 9月：運転に支障をきたす疾患の虚偽申告への罰則化
- 2017年 3月：改正による運転免許更新の厳格化

の改正で運転免許の取得に関して個別に判断するように変更となっている．つまり疾患の病状を個別に判断し運転免許を取得できるのか否かを判断するように変更された．

運転免許の拒否，保留，取消し，又は停止の対象となる病気を以下に列挙する．
① 統合失調症（自動車などの安全な運転に必要な認知，予測，判断又は操作のいずれかに係る能力を欠くこととなるおそれがある症状を呈しないものを除く）
② てんかん（発作が再発するおそれがないもの，発作が再発しても意識障害及び運動障害がもたらされないもの並びに発作が睡眠中に限り再発するものを除く）
③ 再発性の失神（脳全体の虚血により一過性の意識障害をもたらす病気であって発作が再発するおそれがあるものをいう）
④ 無自覚性の低血糖症（人為的に血糖を調節することができるものを除く）
⑤ そううつ病（そう病及びうつ病を含み，自動車等の安全な運転に必要な認知，予測，判断又は操作のいずれかに係る能力を欠くこととなるおそれがある症状を呈しないものを除く）
⑥ 重度の眠気の症状を呈する睡眠障害
⑦ ①から⑥までに掲げるもののほか，自動車等の安全な運転に必要な認知，予測，判断又は操作のいずれかに係る能力を欠くこととなるおそれがある症状を呈する病気

また，これらのものの他，次のものが免許の取消し又は停止の対象となる．
ア．認知症
イ．以下の身体の障害（本書では略す）

2002年の改正で統合失調症などの疾患では一定の条件下で運転免許の取得が可能になっているが，認知症と診断されると絶対的に運転免許の取り消しあるいは停止となる．つまり，認知症が軽度であってもあるいは自分は安全に運転をできると主張しても免除にはならず全て運転免許の取消しになるわけである．

③ 認知機能検査とは

運転免許の更新期間が満了する日の年齢が75歳以上の免許更新希望者は，

認知機能検査の受検が義務付けられている．認知機能検査は，運転免許証の更新期間が満了する日の6月前から受けることができる．見当識ならびに記憶，構成機能を評価するものである．通常の運転免許更新の際には各都道府県公安委員会指定の自動車学校などで施行され，臨時認知機能検査は警察にて行われる．所要時間は概ね30分である．

認知機能検査は，3つのパートから成っている．①時に対する見当識課題，②記憶課題（手がかり再生），③時計描画課題である．時に対する見当識課題では，認知機能検査を受検した当日の年ならびに月日，曜日，時刻を尋ねるものである 図9 ．記憶課題は，16枚のイラストを記憶し，さらにそのイラストと関係するヒント（手がかり）を提示され記憶するものである．その後，採点と関係ない課題（干渉課題）を施行したのちにヒントなしで16枚のイラスト

回答用紙 1

以下の質問にお答えください。

質問	回答
今年は何年ですか？	年
今月は何月ですか？	月
今日は何日ですか？	日
今日は何曜日ですか？	曜日
今は何時何分ですか？	時　分

※ 指示があるまでめくらないでください。

図9 認知機能検査回答用紙
（警察庁のホームページ「認知機能検査について」からダウンロードし掲載）

を想起し，さらにヒントを与えられた上で想起するものである 図10．時計描画課題は，白紙に時計の文字盤を描き，さらに，その文字盤に指定された時刻を表示するものである 図11．

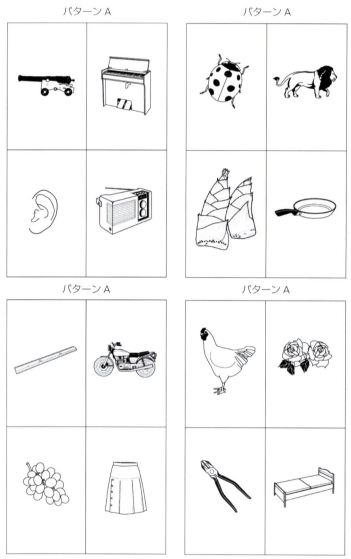

図10 認知機能検査の記憶課題（手がかり再生）にて呈示されるイラストの例
（警察庁のホームページ「認知機能検査について」からダウンロードし掲載）

白紙の回答用紙に文字盤を記入し，指定された時刻を示すように時計の針を記入する

図11 時計描画課題の例
（認知機能検査の手順をみて著者作成）

　配点は，時に対する見当識課題が 15 点，記憶課題（手がかり再生）が 32 点，時計描画課題が 7 点である．総合点の算出は，時に対する見当識課題，記憶課題（手がかり再生），時計描画課題の得点を，次の計算式に代入して算出される．総合点＝ 1.15 × A ＋ 1.94 × B ＋ 2.97 × C〔A：時に対する見当識課題の得点，B：記憶課題（手がかり再生）の得点，C：時計描画課題の得点〕．総得点は 100.12 点である．

　判定は，総合点によって決められている．
　　第一分類（記憶力・判断力が低くなっている者）：
　　　総合点が 49 点未満
　　第二分類（記憶力・判断力が少し低くなっている者）：
　　　総合点が 49 点以上 76 点未満
　　第三分類（記憶力・判断力に心配のない者）：
　　　総合点が 76 点以上

　2017 年 3 月 12 日の改正道路交通法の運用開始に伴い，第一分類と判断された者は全て医師の診断書提出あるいは臨時適性検査の受検が義務付けられている．第二分類あるいは第三分類と判定された者でその後に特定の交通違反（基準行為）を起こした場合には臨時認知機能検査を受検しなければならない．そ

の結果，今度は第一分類と判定された場合には医師の診断書提出あるいは臨時適性検査の受検となる．

　認知機能検査について詳細を知りたい方は，警察庁のホームページ＞政策＞申請・届出＞運転免許の更新等運転免許に関する諸手続きについて＞認知機能検査について，を参照されたい．

④ 基準行為

　表5 に臨時認知機能検査を受検する原因となる特定の違反行為（18 基準行

表5　臨時認知機能検査の対象となる違反行為（18 基準行為）
（警察庁のホームページ：高齢運転者に関する交通安全対策の規定の整備についてから引用）

- 信号無視（例：赤信号を無視した場合）
- 通行禁止違反（例：通行が禁止されている道路を通行した場合）
- 通行区分違反（例：歩道を通行した場合，逆走をした場合）
- 横断等禁止違反（例：転回が禁止されている道路で転回をした場合）
- 進路変更禁止違反（例：黄の線で区画されている車道において，黄の線を越えて進路を変更した場合）
- しゃ断踏切立入り等（例：踏切の遮断機が閉じている間に踏切内に進入した場合）
- 交差点右左折方法違反（例：徐行せずに左折した場合）
- 指定通行区分違反（例：直進レーンを通行しているにもかかわらず，交差点で右折した場合）
- 環状交差点左折等方法違反（例：徐行をせずに環状交差点で左折した場合）
- 優先道路通行車妨害等（例：交差道路が優先道路であるのにもかかわらず，優先道路を通行中の車両の進行を妨害した場合）
- 交差点優先車妨害（例：対向して交差点を直進する車両があるのにもかかわらず，それを妨害して交差点を右折した場合）
- 環状交差点通行車妨害等（例：環状交差点内を通行する他の車両の進行を妨害した場合）
- 横断歩道等における横断歩行者等妨害等（例：歩行者が横断歩道を通行しているにもかかわらず，一時停止することなく横断歩道を通行した場合）
- 横断歩道のない交差点における横断歩行者等妨害等（例：横断歩道のない交差点を歩行者が通行しているにもかかわらず，交差点に進入して，歩行者を妨害した場合）
- 徐行場所違反（例：徐行すべき場所で徐行しなかった場合）
- 指定場所一時不停止等（例：一時停止をせずに交差点に進入した場合）
- 合図不履行（例：右折をするときに合図を出さなかった場合）
- 安全運転義務違反（例：ハンドル操作を誤った場合，必要な注意をすることなく漫然と運転した場合）

為と呼ばれる）を警察庁のホームページから引用し掲載した．著者の経験では，診断書提出や臨時適性検査受検を求められる患者は，信号無視ならびに指定場所一時不停止が原因となっている場合が多い．交通事故を起こすと安全運転義務違反を課される場合が多いので臨時認知機能検査の受検となることが少なくない．

⑤ 任意通報制度

　任意通報制度は，2014年6月の改正道路交通法によって規定された制度であり，「一定の病気等にかかっている運転者を診察した医師は，自動車運転に支障があると思われる場合，その診察結果を都道府県公安委員会に任意で届け出ることができる」とされている．具体的には，医師からの診察結果の届出が可能なこと（道交法101条の6第1項），医師から運転免許有無の確認を公安委員会にできること（道交法101条の6第2項），届出行為が守秘義務違反にならないこと（道交法101条の6第3項）の3つから成り立っている．要するにわれわれ医師がある患者を認知症と診断したとき，患者に運転を止めるよう指導しても効果がない場合に該当する公安委員会にその患者は認知症であると通告できる仕組みである．通告を受けた公安委員会は，臨時適性検査を受検するよう指導するなどの対応をすることになっている．この任意通報制度に対して2014年6月に日本神経学会ならびに日本神経治療学会，日本認

表6 わが国における運転免許証に係る認知症等の診断の届出ガイドライン
（日本老年精神医学会のホームページから引用し作成）

① 医師が認知症と診断し，患者が自動車運転をしていることがわかった場合には，自動車の運転を中止し，免許証を返納するように患者および家族（または介護者）に説明して，その旨を診療録に記載する．
② 認知症の診断の届出をする際には，患者本人および家族（または介護者）の同意を得るようにする．
③ 届出をした医師はその写しを本人もしくは家族（または介護者）に渡すようにする．
④ 家族または介護者から認知症がある患者の運転をやめさせる方法について相談を受けた場合には，本人の同意を得ることが困難な場合を含め，状況を総合的に勘案し相談を受けた医師が届出について判断する．

　なお，届け出は医師の任意によるものであることに留意すること．

知症学会，日本老年医学会，日本老年精神医学会が合同で「わが国における運転免許証に係る認知症等の診断の届出ガイドライン」を公表しており，その概要を 表6 に示した．

⑥ 高齢者講習とその費用

　高齢者講習とは，高齢者に身体機能の低下を自覚してもらい，それに応じた安全運転について指導することを目的に1998年に導入された仕組みである．当初は75歳以上を対象としていたが2002年から受講対象者が70歳以上に拡大されてきた．2009年から75歳以上の免許更新希望者は認知機能検査（講習予備検査）の受検が義務化され，同時に高齢者講習を受けるように変更されている．さらに2017年3月の改正によって70歳以上75歳未満，75歳以上は認知機能検査の結果によって免許更新時あるいは臨時の高齢者講習の内容が異なることになった 図12 ．

　70歳以上75歳未満の更新希望者は，更新時に2時間の講習（高齢者講習の合理化）を受ける．75歳以上では更新時の認知機能検査の結果によって高齢者講習の内容が異なってくる．第三分類（記憶・判断力に心配ない者）は，70歳以上75歳未満と同様の講習（高齢者講習の合理化）でよい．いずれも

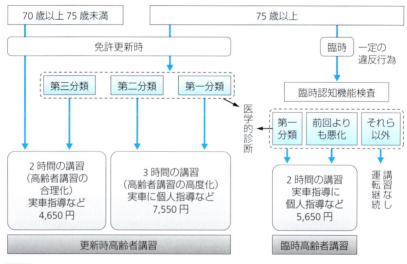

図12　2017年改正道路交通法による高齢者講習の流れ

手数料は4,650円である．第二分類（記憶・判断力が少し低くなっている者）ならびに第一分類（記憶・判断力が低くなっている者）では，更新時に実車指導に個人指導などを加えた3時間の講習（高齢者講習の高度化）を受けることになる．手数料は7,550円となる．

2017年の改正では，75歳以上で一定の違反行為を起こすと臨時認知機能検査の受検が義務付けられるようになった．その結果，第一分類と判断されると主治医の診断書提出あるいは臨時適性検査の受検となり，医師の診療にて非認知症と診断されると2時間の講習（臨時高齢者講習）を受け運転の継続が可能となる（認知症と診断されたときには免許の停止または取消し）．前回の認知機能検査と比較し悪化している場合（未受講や第三分類が第二分類になったときなど）にも2時間の臨時高齢者講習を受けることになっている．いずれも手数料は5,650円である．上記に当てはまらない場合（たとえば第三分類と判定）には，臨時高齢者講習を受ける必要はなく運転継続が可能となる．

⑦ 臨時適性検査

運転免許に関する検査として，定期的な適性検査と臨時適性検査の2種がある．前者は，3年または5年に1回実施する免許更新時の検査を指している．後者は，更新時の認知機能検査または臨時認知機能検査の結果で一定の要件に該当する者，運転免許試験に合格をした者で一定の病気などの事由に該当する者などに対して臨時に施行される検査をいう．臨時適性検査は，公安委員会が検査の期日と場所，その他の必要事項を該当者に通知し，指定された期日，場所に出頭して適性検査を受けなければならないとされている（図13，Aは警察庁が通達している様式のひな形，Bは著者が愛知県から受け取る通知書）．通知書の様式は，各都道府県警察でひな形を基に利用しやすいように工夫しているようである．著者も愛知県公安委員会の認定医に指定されていることからしばしばこの臨時適性検査を請け負っている．診察やその他の検査には警察官が同席し，診療費は全額公費となっているので患者に金銭的な負担はない．臨時適性検査を受けないあるいは拒否した場合には，免許の効力停止（6月を超えない期間）の処分となり，再度の検査通知にもかかわらず臨時適性検査を受けなかった場合には免許の取消し処分となる．

別記様式1

臨時適性検査通知書

年　月　日

住　所

　　　　　　　　　殿

公安委員会　印

　あなたは、認知機能検査の結果、「記憶力・判断力が低くなっている」との判定を受けたことから、道路交通法第102条第　項による臨時適性検査（認知症の専門医による診断）を受けていただくことになりましたので、通知します。

　この通知を受け、やむを得ない理由なく臨時適性検査を受けない場合は、運転免許の　拒　否
　　　　　　　　　保　留　の処分を受けることとなりますので、御注意ください。
　　　　　　　　　取消し
　　　　　　　　　効力の停止

適性検査を行う理由となった認知機能検査の結果	
適性検査の期日	
適性検査の場所	
備　考	

※　道路交通法第102条第4項の規定による適性検査に係る通知を受けた方が、認知症の検査及び診断の結果が記載された専門医又は主治医（かかりつけ医）の診断書を提出した場合には、臨時適性検査（認知症の専門医による診断）を受ける必要はありません。
※　診断書を提出する場合は、○年○月○日までに、○○県警察本部運転免許試験場○○係に提出してください。
※　この通知について、不明な点がある場合には、○○県警察本部運転免許試験場○○係までお問い合わせください。

　　　　　　　　　○○県警察本部運転免許試験場○○係
　　　　　　　　　住所　○○市○○町○丁目○番○号
　　　　　　　　　電話　○○－○○○○－○○○○（内線○○○○）

図13A　臨時適性検査通知書（警察庁通達ひな形）

（警察庁通達　認知機能検査の結果等に基づく臨時適性検査等の運用上の留意事項について，の別記様式から引用）

臨 時 適 性 検 査 通 知 書

交 免 発 第 ○○○○ 号
平 成 2 9 年　　　月　　　日

〒
住所

氏名　○○　○○　殿

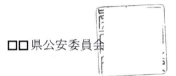

□□県公安委員会

　道路交通法第１０２条第４項の規定により、下記のとおり、臨時適性検査を行います。

日　　　時	平成２９年○月○○日（○曜日）　午前　８時３０分
場　　　所	愛知県安城市住吉町二丁目２番７号 　社会医療法人　新和会　八千代病院［認知症疾患医療センター］
検査の理由	1　平成29年○月○日の講習予備検査の結果　「記憶力・判断力が低くなっています。」との判定を受け、さらに同月○○日に再受検し同様の判定を受けた。 2　被検査者は、道路交通法第102条第2項に基づく診断書提出命令を受け、平成29年○月○○日、医師○○○作成に係る診断書を提出したが、疑義を抱く診断結果であった。
携　帯　品	運転免許証・健康保険証・この通知書・お薬手帳
備　　　考	この通知を受けて、やむを得ない理由なく臨時適性検査（認知症の専門医による判断）を受けない場合は、運転免許の取消し・効力の停止の処分を受けることになりますのでご注意ください。

　この通知について、不明な点がある場合又はやむを得ない理由で出頭できない場合は、下記連絡先までご連絡ください。

　　　□□県警察本部　交通部運転免許課　臨時適性検査係
　　　　住所
　　　　電話

図13B　臨時適性検査通知書（愛知県版）

⑧ 免許の再取得は可能か　手続きはどうしたらよいか

　アルツハイマー型認知症などの診断を受け運転免許の取消し処分を受けた患者が再度運転免許を取得したいと希望した際にそれは可能なのであろうか．もし可能ならばどのような手続きが必要となるのか．まず取消し処分を受けた日から1年間は欠格期間（免許を取得できない期間）に該当することから再取得の申請はできない．また，取消し処分後3年を経ていないと，道路交通法97条2第1項第5号で免許に係る運転免許試験（97条第1項第1号に掲げる事項についてのものを除く）が免除される．すなわち自動車等の運転について必要な技能（技能試験）と自動車等の運転について必要な知識（学科試験）が免除されると規定されている．わかりやすく述べると，免許取消し3年以内に免許取得の再申請を行うと技能試験と学科試験は免除され適性検査を行うだけでよいことになる．75歳以上では，再取得の前に認知機能検査と高齢者講習を受ける必要がある（通常の更新手続きと同様）．その認知機能検査の結果，第一分類と判断されると医師の診断の対象となり，医師の診断書提出あるいは臨時適性検査の受検を命令される（認知症が治ったとの診断書があればこれで代用可能）．第二あるいは第三分類と判定された場合には，以前に認知症で免許取消し処分を受けていることから認知症ではないとの診断書提出が必要になる．取消し後，3年以上を経過すると試験免除がないので自動車学校などで新たに免許を取得することになる．

　⑧に関しては，参考となる資料がみつけられず著者は法律の専門家ではないことから，より正確な情報を確認したいときには最寄りの警察の運転免許適性相談窓口などに問い合わせをしてもらいたい．

CHAPTER III 改正された免許更新の手続きを理解する

　高齢運転者の運転免許更新の厳格化を目的に 2017 年 3 月 12 日改正道路交通法（ここでは改正法と略す）の運用が開始された．ここでは，旧法（2017 年 3 月 12 日以前の法律）と改正法を比較しながらその流れを理解していく．

　図14 に旧法（2017 年 3 月 12 日以前），図15 に改正法（2017 年 3 月 12 日運用開始）における 75 歳以上の運転免許更新の流れを示した．両図を参照しながら以下の解説を読んで頂きたい．

① 改正法では 75 歳以上で免許更新を希望する者は，まず各都道府県公安委員会指定の自動車学校などで認知機能検査を受検する．旧法では，高齢者講習とともに認知機能検査を受検していたが改正法ではまず認知機能検査のみを受検する．

② 認知機能検査の得点によって，第一分類（49 点未満，記憶・判断力が低下している者）あるいは第二分類（49 点から 76 点未満，記憶・判断力が少し低くなっている者），第三分類（76 点以上，記憶・判断力に心配ない者）のいずれかに判定される．旧法と改正法では認知機能検査の判断基準に変更はない．

③ いずれの判定結果であっても免許更新の手続きは可能であり，法律上では免許の交付もなされるべきとされる（県によっては，以下に述べる診断書を提出しないと更新の手続きを受け付けない地域もあると聞いている）．

④ 改正法では，第一分類と判定された受検者は全て医師の診断書提出ある

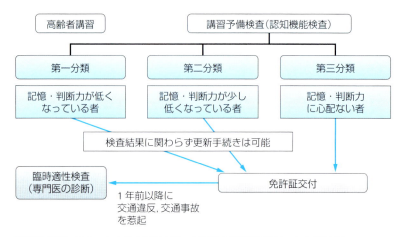

図14 旧法（2017年3月12日以前）の運転免許更新の流れ（75歳以上）

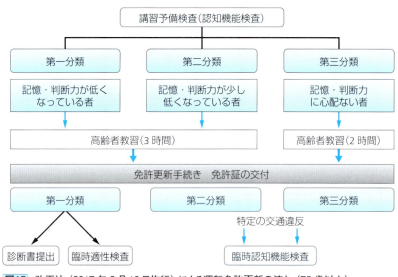

図15 改正法（2017年3月12日施行）による運転免許更新の流れ（75歳以上）

いは公安委員会認定医による臨時適性検査の受検が義務付けられることになった．旧法では，第一分類と判定され，さらにその後に特定の交通違反（基準行為）を起こした場合に臨時適性検査の受検となっていた．つまり，旧法では第一分類と判定された者のなかでわずかの者だけが医

師の診断（臨時適性検査）を受ければよかったが，改正後では第一分類と判定された受検者は全て認知症の有無を医師が判断する仕組みに変更されたのである．

⑤ 改正法では，第二分類ならびに第三分類と判定された者がその後に特定の交通違反（基準行為）を起こすと，再度認知機能検査を受検するように義務付けられた（これを臨時認知機能検査と称す）．この臨時認知機能検査によって今度は第一分類に下がった場合には医師の診断書提出かあるいは臨時適性検査を受検しなければならない．臨時認知機能検査の結果でも第三または第二分類のままあるいは第三分類から第二分類に下がった場合には臨時高齢者教習を受けるか否かは別にして運転の継続は可能である．

⑥ 改正法では第一分類と判定された受検者は，後日郵送にて医師の診断書提出命令書が届けられる（**図16**，A：警察庁から通達されているひな形，B：愛知県版，C：認知機能検査結果通知書の実例）．命令書を受け取った本人は，これに従い最寄りの医療機関を受診し診察を受けた後に診断書を作成してもらわなければならない．どの医療機関を受診するかは本人の意思に任される．一般的には身体疾患などで通院しているかかりつけ医の外来を受診することになるが，かかりつけ医がいないときには，口コミやインターネットなどを利用し探すことになる（診断書提出命令書に認知症診療を行っている医療機関の一覧が同封されている場合もある）．

⑦ 医師が認知症と診断をしたときには，公安委員会の聴聞などを経て免許の停止あるいは取消し処分が下される．その処分に不服の場合には異議申し立てあるいは裁判に訴えることも可能である．

⑧ 診断書の提出期限は命令書発布日から3月以内と規定されているが，医療機関での診察の予約状況などによって期限内に診断書を提出できない場合も想定される．その際には，その旨を警察の担当部署に連絡をすれ

ばある程度の猶予期間をもらうことができる．

⑨ 診療費に関しては，医師の診断書提出の場合には診断書作成料は自費になるがその他の検査などを含めて全て保険内診療が認められている．臨時適性検査は，全ての診療費が公費負担となる．著者の施設では，臨時適性検査で施行した検査などを含めた全ての診療費を愛知県警に請求している．

⑩ 最初の医師の診断結果（認知症と診断された場合であろうが）に納得がいかないときには，セカンドオピニオンを選択することも可能である．最初の医師とセカンドオピニオンの診断結果が異なるときには，3番目の手順として臨時適性検査に回ることが多いようである．

⑪ 認知機能検査は何回受検してもよいようである．初回の検査結果に納得がいかないときには再度受検をしてもよいとされる．たとえば，初回の検査で第一分類と判定され，2回目には第二分類に変更になった場合には，後者の結果が採用され医師の診断書提出は不要になるわけである．

別記様式2

診断書提出命令書

　　　　　　　　　　　　　　　　　　　年　　月　　日

住　所

　　　　　　　　殿

　　　　　　　　　　　　　　公安委員会　印

　あなたは、認知機能検査の結果、「記憶力・判断力が低くなっている」との判定を受け、認知症のおそれ（疑い）があることから、道路交通法第102条第　項の規定により、下記のとおり、道路交通法施行規則第29条の3第3項に規定する要件を満たす医師の診断書（認知症の専門医又は主治医（かかりつけ医）が作成した診断書であって、診断に係る検査の結果及び認知症に該当しないと認められるかどうかに関する当該医師の意見が記載されているもの）を提出していただくようお願いします。

　なお、やむを得ない理由なく診断書を提出しない場合は、
　　　　　　　　　　が拒否される
　運転免許　　　　　が保留される　　　 こととなりますので、御注意ください。
　　　　　　　　　　が取り消される
　　　　　　　　　　の効力が停止される

　また、提出された診断書が上記の要件（認知症の専門医又は主治医（かかりつけ医）が作成した診断書であって、診断に係る検査の結果及び認知症に該当しないと認められるかどうかに関する当該医師の意見が記載されているもの）を満たさない場合、上記運転免許の行政処分を行うか、改めて臨時適性検査又は診断書提出命令を行うこととなりますので、御注意ください。

診断書の提出を命ずる理由となった認知機能検査の結果	
診断書の提出期限	
診断書の提出先	
備　考	

※　この通知について、不明な点がある場合には、○○県警察本部運転免許試験場○○係までお問い合わせください。

　　　　　　　　　　○○県警察本部運転免許試験場○○係
　　　　　　　　　　住所　○○市○○町○丁目○番○号
　　　　　　　　　　電話　○○－○○○○－○○○○（内線○○○○）

図16A　診断書提出命令書（警察庁通達ひな形）

（警察庁通達　認知機能検査の結果等に基づく臨時適性検査等の運用上の留意事項について，の別記様式から引用）

診 断 書 提 出 命 令 書

平成29年○月○日

○○○○ 殿

□□県公安委員会

　あなたは、認知機能検査の結果、「記憶力・判断力が低くなっている」との判定を受け、認知症のおそれ（疑い）があることから、道路交通法第102条第3項の規定により、下記のとおり、道路交通法施行規則第29条の3第3項に規定する要件を満たす医師の診断書（認知症の専門医又は主治医（かかりつけ医）が作成した診断書であって、診断に係る検査の結果及び認知症に該当しないと認められるかどうかに関する当該医師の意見が記載されているもの）を提出していただくようお願いします。
　なお、やむを得ない理由なく診断書を提出しない場合は、
　　運転免許　　の効力が停止される　 こととなりますので、御注意ください。
　また、提出された診断書が上記の要件（認知症の専門医又は主治医（かかりつけ医）が作成した診断書であって、診断に係る検査の結果及び認知症に該当しないと認められるかどうかに関する当該医師の意見が記載されているもの）を満たさない場合、上記運転免許の行政処分を行うか、改めて臨時適性検査又は診断書提出命令を行うこととなりますので、御注意ください。

診断書の提出を命ずる理由となった認知機能検査の結果	平成29年●月●日に実施した認知機能検査の結果、「記憶力・判断力が低くなっている」との判定を受け、認知症のおそれ（疑い）があるため。
診断書の提出期限	平成30年○月○日
診断書の提出先	下記の□□県警察本部運転免許課高齢者講習係に提出してください。
備　　　考	

※　この通知について、不明な点がある場合には、□□県警察本部運転免許課高齢者講習係までお問い合わせください。

□□県警察本部　運転免許課　高齢者講習係
住所　　　　　　　　　　　　　　　　番地
電話

図16B　診断書提出命令書（愛知県版）

```
△△市□□町        8番地21

              ○○○○ 様
```

認知機能検査結果通知書

氏　　　名	○○○○	総合点　45 点
生年月日	昭和15年●月●日	（A　15 点）
検査場所	△△会場	（B　13 点）
		（C　 1 点）

記憶力・判断力が低くなっています。

> 　記憶力・判断力が低くなっています。
> 　記憶力・判断力が低下すると、信号無視や一時停止の違反をしたり進路変更の合図が遅れる傾向が見られますので、今後の運転について十分注意するとともに、医師やご家族に相談されることをお勧めします。
> 　また、臨時適性検査（専門医による診断）を受け、又は医師の診断書を提出していただくお知らせが公安委員会からあります。
> 　この診断の結果、認知症であることが判明したときは、運転免許の取消し、停止という行政処分の対象となります。

※総合点によって次のように判定がなされています。

76点以上	記憶力・判断力に心配ありません。
49点以上76点未満	記憶力・判断力が少し低くなっています。
49点未満	記憶力・判断力が低くなっています。

　高齢者講習は認知機能検査の結果に基づいて実施されますので、高齢者講習を受講する際には、この書面を必ず持参してください。

平成29 年 ○ 月 ○ 日

□□県公安委員会

図16C　認知機能検査結果通知書

CHAPTER IV 運転免許に関連する認知症診療の難しさ

　2017年3月の改正道路交通法によって運転免許更新に際して施行される認知機能検査で第一分類と判定された受検者は全て医師の診断書提出あるいは各都道府県公安委員会の認定医による臨時適性検査を受けることが義務付けられている．認知症の有無を判断するとの意図から考えると，運転免許に関連する診療と通常診療（もの忘れ外来など）に違いはないように思われるが，実は両者には大きな違いが存在している．本章では，運転免許に関連する認知症診療の難しさについて事例をあげながら解説する．

運転免許に関連する認知症診療と通常診療の違い

　運転免許に関連する認知症診療は，通常の診療と以下の点で大きく異なっている．①認知症が軽微，軽度の患者が多い，②行動障害・精神症状（behavioral and pychological symptoms of dementia：BPSD）を示す患者が少ない，③家族が認知症との視点で患者をみていない，④患者本人が診療に前向きではない．

① 認知症が軽微，軽度の患者が多い

　認知機能検査で判定される第一分類は，認知症の重症度判定に使用されている Clinical Dementia Rating（CDR）で1.0に該当するとされている．つまり軽度認知症が疑われる患者である．認知症診療で最も難しいことは認知機能障害が軽微，軽度の段階に位置する患者の診断である．この段階では，認知症に進展しているのか加齢に伴うもの忘れ（生理的老化）かの鑑別が難しいことは臨床医ならば頷けることと思われる．図17は，著者のもの忘れ外来を受診してきた3,731名の初診時の臨床診断の内訳を示したものである．認知症の判断が困難であった患者が9.2％でみられている．つまり，もの忘れが心配で医療機関を受診してきた患者10名のなかで1人は認知症の有無を初診の時点で

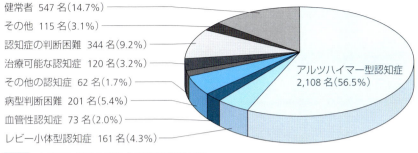

図17 もの忘れ外来 3,731 名の臨床診断内訳
（八千代病院　愛知県認知疾患医療センター 2008 年 8 月〜2017 年 4 月）

判断することができないのである．この患者群は，認知機能障害が軽微，軽度であったが故に認知症なのか生理的老化かの鑑別ができず経過観察になっている．軽度の認知機能障害を呈する患者が数多く含まれると予想される運転免許に関連する診療でも，同様に臨床診断を下すことが困難な患者が多いのではなかろうか．

② 行動障害・精神症状（BPSD）を示す患者が少ない

　運転免許に関連する診療で受診してくる患者では，物盗られ妄想や暴力行為などの活発な行動障害・精神症状（BPSD）を示す場合が少ない．そもそも物盗られ妄想などが出現している場合には，家族がおかしいと感じて医療機関を受診することが多いのではなかろうか．目立った BPSD を示さないから，家族はおかしいと感じないし本人が運転免許を更新したいと述べても肯定的に受け止めてしまうのではなかろうか．認知症診療では，徘徊や物盗られ妄想などの BPSD が活発な患者ほど臨床診断を下しやすい．図18 は，運転免許に関連する診療でアルツハイマー型認知症と診断した自験 35 名における BPSD の出現を検討した結果である．家族があまり困らない無関心を含めて BPSD が全く認められない患者が 25 名であった．BPSD がみられると答えた 10 名のなかでも興奮あるいは妄想を示す患者はわずか 3 名であった．1 名は終日草むしりをする行動障害である．残りの 6 名は無関心・アパシーであり，家族はそれほど困っていなかったといえる．一方，通常の認知症診療では，不安や異常行動，うつ，妄想などの BPSD が初診の段階で 3 割前後に観察されている 図19 ．運転免許

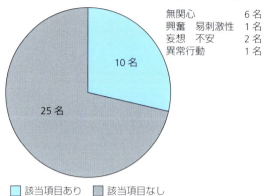

図18 運転免許に関する診療におけるBPSDの出現

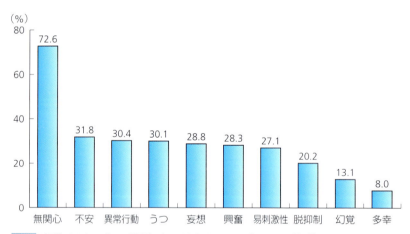

図19 初診アルツハイマー型認知症でみられるBPSD（NPIでの検討）
自験 336名　男 107名　女 229名　MMSE：平均 16.8点
NPI: Neuropsychiatric Inventory

に関連する診療では，診断に役立つBPSDを伴わないことが多いことから通常の診療に比して臨床診断がより難しいといえる．

③ 家族が認知症との視点で患者をみていない

認知症を診断するためには，患者の日常生活をよく知る家族や周囲の人々か

らの病歴聴取と患者への問診・診察が重要といえる．この2つによってほとんどの患者では認知症があるのか否かの判断は可能である．しかしながら，運転免許に関連し医療機関を受診してくる家族は，患者を認知症との視点でみていないことが多い．以下に事例を呈示する．

75歳，男性

認知機能検査で第一分類と判定され，その後に赤信号無視の交通違反を起こし臨時適性検査となった．妻と息子からの病歴では，「自分たちはそんなにひどいとは思わなかった．たまに同じことを何回も言うことはあったが気にならなかった．以前から短気であったが，現在は以前ほど怒ることはなくなった．今までカラオケとゴルフをしていたが足が悪い(閉塞性動脈硬化症)のでしなくなった．ほとんど自宅にいることが多い．日常生活で以前に比しておかしいと感じることはない」

この事例の病歴から認知症を疑う所見があるだろうか．アルツハイマー型認知症の初期症状は，もの忘れ（しまい忘れやおき忘れ，同じことを何回も言う）と日時の把握の混乱，易怒性，自発性の低下・意欲の減退の4つである．この事例ではその4症状のいずれも家族から聴取されていない．運転免許に関連する診療では，家族から認知症を疑う病歴を聴取することができないことが多い．一方，通常の認知症診療では，家族や周囲の人々が患者の生活あるいは行動や言動をみて，おかしいと感じ認知症ではないかと疑い医療機関を受診してくる場合がほとんどである．

79歳,男性.夫婦2人の暮らし

妻からの病歴では,「私は問題ないと思う.たまにもの忘れはみられるが,同じことを何回も言うことはない.昔から非社交的で外出したがらない.易怒性もない.車庫入れの際に問題はない.夫の運転する車に同乗していてもヒヤッとすることもない.自分としては,こんな遠くまで来てなぜこんなこと(診察や検査)をさせられるのか納得いかない」

この事例では,妻が診療に対して不満を持っていることが明らかである.その背景をみると,この妻は足が不自由であり1人で遠出ができない.買い物を含めて種々の外出には夫(患者)が車を運転し用事をこなしていることがわかる.夫が運転免許証を取り上げられると生活が成り立たないと思っていることから,病歴聴取の際に都合の悪いことを言わないようにしている可能性が考えられる.あるいは本当にもの忘れ症状がないのかもしれない.妻からの病歴聴取が認知症の有無を判断する材料とならない.

図20 は,著者が運転免許に関連する診療でアルツハイマー型認知症と診断した37名における生活障害の有無をみたものである.家族に記入してもらう問診票で「もの忘れなどの症状によって日常生活で支障はありますか」の問いに対して37名中29名の家族が生活障害はないと答えている.また,「以前に

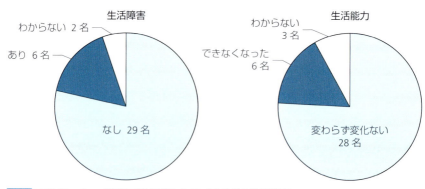

図20 アルツハイマー型認知症と診断した37名における生活障害

比べて生活能力は低下していますか，変わりませんか」の問いでは 28 名の家族は以前と変わらない生活をしていると述べている．運転免許に関連する診療では，生活障害はない，生活に困ることはない，生活能力は以前と変わりないと考えている家族が多いので，その家族の言を鵜呑みにすると認知症に進展した患者を非認知症と誤診してしまうことになる．著者は，認知症，とくにアルツハイマー型認知症は，軽微，軽度の段階では生活障害が目立たないことが多いと考えている．つまり，軽微，軽度の段階では生活障害の目立たないアルツハイマー型認知症が多数存在しているといえる．この問題は重要なことなので別項で詳述する．

家族が認知症との視点で患者をみていないことから，通常診療に比して運転免許に関連する診療では臨床診断を下すことがより難しいといえる．

④ 患者本人が診療に前向きではない

運転免許に関連する診療では，患者本人が医療機関受診に納得していない，不満を持っていることが少なくない．自分は運転免許を更新したいだけなのになぜ医師の診断を受けなければならないのか，どうして診断書を提出しなければならないのかと考えている患者がみられる．

前項の 75 歳

男性は，問診中に「気にいらん！　ばかばかしい，嫌だな，自分では変な生き方はしていないぞ！　おもしろくない！　自分では運転できる，俺は虐められている，はっきり言って虐められているようなものだ！　ここにくれば免許証をくれると思っただけだ！　違反は，赤信号で右に曲がったからだ，そのまま直進すればよかった，ゴールドだけど金は払ったぞ」と怒り出して診察室の机をばんと叩いて出て行ってしまった．待合で警察官が説得をしたが聞き入れず，そのまま病院から帰ってしまった．

診療を拒否する 79 歳, 男性

認知機能検査で第一分類と判定され，近医で診断書が作成されたが，HDS-R が 12 点しか獲得できないにもかかわらず，認知症ではないとの診断が下され，疑義事例として臨時適性検査に回ってきた．妻からの病歴聴取後に患者を診察室に招き入れようと呼ぶと，「俺は誰かの付き添いだと思って付いて来ただけだ！　あの，くそばばあ，騙しやがって！　俺はなにも聞いていないぞ！」と待ち合いで興奮し大声を出し始めた．看護スタッフや警察官がなだめ診察室に招き入れようとするがさらに激怒し，「どこも悪くないから必要ない！帰る」と言って病院から出て行ってしまった．

上記のように診療を拒否する患者はそれほど多くはないが，なかにはこのように興奮，激怒し診療を拒否する患者もみられる．患者本人が診療に対して協力的ではないことから，認知症を判断する際に重要な問診・診察を丁寧に行うことができないので臨床診断を下すことが難しいといえる．

診療に際して医師はどう考えたらよいか

前項で述べたように運転免許に関連する診療は，通常診療に比して認知症の有無を判断することがより難しい．では，どう考え診療を進めていけばよいのか．

① 運転免許に関連する認知症診療は，通常の診療とやや趣が異なることを理解しておくことが必要である．上述した特徴を備えていることを考慮し診療を行うべきである．
② 通常診療では，初診の時点で正確な診断を下すことができない場合，半年から 1 年前後経過を診ていきましょうとの逃げ道も想定されるが，運転免許に関連する診療では，経過観察をしていきましょうとの選択は許されない．診察した時点で認知症なのか否かの判断をしなければならない．もし逃げ道を模索するならば，「認知症ではないが認知機能の低下が

みられ，今後認知症となるおそれがある」との病名を選択するしかない．
③ 診断書を作成する場合，ごく稀と思うが患者とのトラブル，たとえば診断名に対する不満や異議に直面する可能性を否定できない．診断をすることあるいは診断書を作成することで後々トラブルになりそうな事例にはかかりつけ医・非専門医の先生方は手を出さないほうがよい．認知症専門医療機関に紹介をしたほうが無難であろう．
④ 診断書作成の依頼を受け診察を開始したけれども診療を進めていくうちに診断を下すことが難しいと感じるときには，早めに患者ならびに家族にその事実を告げ，了解を得た上で認知症専門医療機関に紹介をしたほうがよい．無理に診断をつけると後でトラブルになる可能性があるからである．

生活障害の目立たないアルツハイマー型認知症について

一般的に認知症と診断するためには生活障害が存在していることが必須とされる．2011年に公開されたNIA/AAによる認知症の診断基準をみても
① 仕事や日常生活に支障をきたしている
② 以前と比して実行機能，遂行機能が低下している
③ せん妄やその他の精神疾患を否定できる
④ 病歴と客観的認知機能検査で認知機能の低下が確認される
⑤ 以下の2項目以上の認知機能や行動の障害が存在
   a. 新しい情報の記銘・記憶障害
   b. 論理的機能，実行（遂行）機能，判断力の低下
   c. 視空間認知障害
   d. 言語機能障害（失語）
   e. 人格や行動，態度の変化

(Mckhann GM, et al. The diagnosis of dementia due to Alzheimer's disease: recommendations from the National Institute on Ageing-Alzheimer's Association workgroups on diagnostic guidelines for Alzheimer's disease. Alzheimers Dement. 7: 263-269, 2011 から作成)

と最初に生活障害の存在をあげている．著者も認知症と診断するためには生

活障害が存在するとの診断基準には原則として賛成であるが，実臨床で患者を診療していると，認知症と考えられる患者でも生活障害が目立たないあるいは家族から生活障害の存在を聴取できない患者も少なくない．とくに軽微，軽度の段階の認知症（アルツハイマー型認知症と言い換えてもよい）では，生活障害がないあるいは目立たない患者をしばしば経験する．このタイプのアルツハイマー型認知症では，本当に生活障害がない患者と実際には生活障害は存在しているのだが家族がそれに気づかない，気にしていない患者，独居などのために生活障害の有無を把握できない患者の3通りに分かれる．運転免許に関連する診療では前2者の場合が圧倒的に多い．

CASE 4 家族が生活障害はないと述べる85歳，女性．アルツハイマー型認知症

> 夫からの病歴聴取では，「1.5年前に胆管癌の手術で入院した頃から同じことを何回も聞いてくることに気づいた．生活の中で鼻歌を歌うことが多くなったが季節に合った衣服の選択を含めて日常生活に障害はない．易怒性も目立たない．家事全般はすべて本人がしている．薬の管理も本人がしている．冷蔵庫内に古い食材が残っている．買い忘れや同じ物を買ってくることはある」

認知機能検査でHDS-Rは18点，MMSEは14点を示しており，アルツハイマー型認知症と診断した患者であるが夫は生活に支障はないと答えている．賞味期限の切れた食材があったり買い忘れ，同じ物を買ってきたりすることに対して夫は困っていないようである．

ここでは，病歴聴取で家族が生活障害はないと述べたときのその後の診療の手順を考える．原則は，医師の方から生活能力あるいは生活障害の実例をあげて家族にその生活能力が以前と同様に保たれているのか低下してきているのか，なんらかの生活障害がみられるのか否かを尋ねるとよい．表7 に生活障害の有無を質問する際の実例を示した．質問をする際に忘れてはならないこと

表7A 生活障害の有無を判断するための質問内容（女性）

- 買物で同じ物を何回も買ってきませんか？
- 冷蔵庫内の食材の管理はできますか？
- 食材を腐らせることが多くありませんか？
- 料理の味付けが濃くなってきていませんか？
- 同じ料理が何回も出てきませんか？
- 電気製品の取り扱いに戸惑うことはありませんか？
- 掃除が雑になってきていませんか？
- 小額の買い物で紙幣を頻繁に使用しませんか？

表7B 生活障害の有無を判断するための質問内容（男性）

- 今まで行っていた趣味や楽しみごとをしなくなってきていませんか？
- 季節に合った衣服の選択はできますか？
- 毎日着替えをしていますか？　同じ衣服を着ていませんか？
- 自分から進んで入浴をしますか？
- 重ね着がみられることはありませんか？
- 金融機関で適切にお金を下ろすことができますか？
- 飼い犬に何回も餌を与えたりしませんか？

は，患者が1人で生活をしていると仮定したときにこの生活能力が保たれているのかどうかを家族に確認することである．生活障害がないと家族が述べる事例では，患者以外の家族が患者の生活能力を肩代わりして行っていることが少なくない．たとえば，家事全般をお嫁さんが行っている事例では，患者は料理や洗濯などに手を出さないことから生活能力が低下しているのか維持されているのかを判断することができないからである．患者が1人でできるのかどうかを確認することが生活障害の有無を判断するために重要である．

生活障害を評価する際にもう一つ大きな問題は，運転免許に関連する診断書を作成しなければならないこの年齢層の男性患者は，以前から家事に関わっていないことが多いことである．**表7B** に示す男性患者の生活障害は，実は認知症が中等度に進展してきた段階での生活能力の低下なのである．通常診療でも同様であるが男性患者の生活能力の評価あるいは生活障害の有無を判断することはかなり難しいといえる．

生活障害がないと言われたときに，認知症，とくにアルツハイマー型認知症と判断する目安をどこにおいたらよいのかはとても難しい問題といえる．以下に著者が判断の目安としている病態を示すが，これが絶対的な基準ではないことをお断りしておく．

① 記憶障害や見当識障害が常識の範囲を超えて目立つとき．たとえば，1時間前に食事をしたことを忘れてまた食事を摂ろうとする，現在の季節と全く異なる季節を認識しているとき（真夏なのに春の初めと答えるなど），現在の月と大きく異なる月を答える（9月なのに5月と答えるなど）ときにはアルツハイマー型認知症の可能性が高い．

② 物盗られ妄想や徘徊などの活発な行動障害・精神症状（BPSD）がみられるにも関わらず生活には支障がないと言われたときにはアルツハイマー型認知症と考えてよい．

③ 神経心理検査の結果が正常範囲から大きく低下しているときもアルツハイマー型認知症の可能性が高い．たとえば，HDS-Rが13点しか獲得できない患者はまずアルツハイマー型認知症である．もちろん神経心理検査の点数だけで認知症と判断してはならないが，あまりにも正常範囲から離れた点数しか取れない場合には生活障害がないと言われてもアルツハイマー型認知症の可能性が高いと判断してよい．

④ 診察室での様子で，取り繕い反応や言い訳がしばしばみられる，質問に答えることができていないのにそのことを全く気にしていない，聴力は正常であるにも関わらず理解力が非常に悪い，医師の質問に対して考えようとしない（考え不精）などが観察されるときにもアルツハイマー型認知症を考えるべきである．

CHAPTER V 改正道路交通法からみた認知症診療

運転免許に関連する認知症診療は，通常の認知症診療以上に診断が難しいことを前章で解説した．ここでは実際にどのように診療を進め，いかにして診断をしていったらよいかについて考えていく．

受診経路

運転免許に関連する診療では，患者が医療機関を受診してくる経路がいくつか想定される．

① 免許更新の際に施行された認知機能検査で第一分類と判定された者が診断書作成を希望して直接医療機関を受診する場合
② 公安委員会の命令で臨時適性検査を受検する場合
③ 警察活動によって診断書を提出するよう言われ医療機関を受診する場合
④ セカンドオピニオンを希望し受診する場合
⑤ 旧法（2017年3月12日以前）に該当し受診してくる場合

最も多いのは，①第一分類と判定されたことで本人が直接主治医あるいは最寄りの医療機関を受診する場合であろう．②の場合は，各都道府県公安委員会の認定医のみが臨時適性検査を行うことになっているのでそれ以外の医師が関わることはない．③は，運転免許更新とは直接関係はなく在宅で生活をしている高齢者が徘徊や万引き行為などが原因で警察が関わった結果，認知症が疑われるときに医師の診断書を貰ってきなさいと言われ医療機関を受診してくる場合であり，最近しばしば遭遇する受診経路である．④は，前医の診断に納得がいかずに別の医師に診断を求めてくる場合であり，診断書を作成するとのちにトラブルになる可能性があることから，かかりつけ医・非専門医の医師は関わらないほうがよい．セカンドオピニオンを求められたときには認知症専門医療

機関を紹介するほうが無難である．

　⑤は，①から④の受診とやや異なることから別途解説を加える．2017年3月以前に免許更新を行い第一分類と判定された高齢者では，その後に特定の交通違反（基準行為）を犯すと臨時適性検査の受検が義務付けられている．しかし，直に臨時適性検査の命令が下されるのではなく，まず臨時適性検査に関する事前確認通知書が本人宛に警察から送付される 図21 ．この方式は愛知県警が独自で施行している仕組みである．通知書の文言には，「（これこれの理由で）道路交通法第102条第3項（旧法）に基づき，臨時適性検査（警察が指定する専門医による診断）を受けて頂くことになります」と記載されている．警察が指定する医師の診療は警察寄りの診察結果になるのではないかとの疑いをもたれる可能性があることから，愛知県警は以下の2つの選択肢を通知書内でさらに続けて記載している．「ただし，自主的に認知症に係る医師の診断書を提出した場合，または免許証を自主返納した場合には臨時適性検査を受ける必要はありません」との文言が続く．つまり，臨時適性検査を受ける前に自主的に診断書を提出するか自主返納をしなさいと勧めるのである．もし診断書提出や自主返納をしない場合には臨時適性検査に繋がることになる．この経路で患者が自主的に医療機関を受診してくることもある．

実際の病歴聴取の進めかた

　運転免許に関連する診療の手順は基本的には通常診療と大きな違いはない．まず患者の生活状況をよく知る家族から病歴聴取を行うのが原則である．著者は，家族から病歴聴取を行う前にまず待合室にて問診票を渡し情報の収集を行っている． 表8 は，通常診療で用いている問診票であるが運転免許に関連する診療でもこの問診票を使用している．前章で述べたように運転免許に関連する診療では，家族や周囲の人々が認知症との視点で患者をみていない場合がほとんどである．したがって認知症を疑う病歴を聴取することが実際にはなかなか難しい．以下に聴取のポイントを列挙する．
　① 原因疾患としてはアルツハイマー型認知症が圧倒的に多いことから，記憶障害，具体的にはしまい忘れやおき忘れ，同じことを何回も聞いてく

```
臨時適性検査に関する事前確認通知書

                                    平成  年  月  日

_____殿

                              愛知県警察本部交通部
                              運転免許課臨時適性検査係

　あなたは、平成　年　月　日講習予備検査（認知機能検査）の結果、「記憶力・判断力が低くなっている」との判定を受け、平成　年　月　日に特定の交通事故があることから、道路交通法第102条第　項（旧法）に基づき、臨時適性検査（警察が指定する専門医による診断）を受けていただくことになります。
　ただし、自主的に認知症に係る医師の診断書を提出した場合、又は運転免許証を自主返納した場合には、臨時適性検査を受ける必要はありません。
　このため、今後の手続きについて確認するために、別紙にて回答をお願いします。
　なお、自主的に医師の診断書を提出する場合、又は運転免許証を自主返納する場合は、平成　年　月　日までに実施して頂くようお願いします。
　自主的に医師の診断書を提出する場合には、

**必ずご家族の方など普段の生活がわかる方とご一緒に受診してください。**

　期日までに診断書の提出がない場合、又は運転免許証の自主返納がない場合は、臨時適性検査を実施することがありますのでご注意ください。
　ご不明な点につきましては、下記までご連絡ください。

              愛知県警察本部　運転免許課
                 臨時適性検査係　　―　―　　（内線　―　）
```

図21　臨時適性検査に関する事前確認通知書
（愛知県警運転免許課からの資料を掲載）

別　紙

　　　　　　　　　　　氏名＿＿＿＿＿＿＿＿＿＿＿＿＿

1　**該当する項目に、〇をつけてください。**

　　　(1)　自主的に家族等と病院に行き、診断書を提出します。
　　　(2)　運転免許証を自主返納します。

2　**連絡の取れる電話番号を教えてください。**

　　　電話番号＿＿＿＿＿＿＿＿＿＿＿＿＿＿＿＿＿＿＿

3　**ご家族の電話番号を教えてください。**

　　　ご家族様　氏名・続柄＿＿＿＿＿＿＿＿・＿＿＿＿＿＿
　　　電話番号＿＿＿＿＿＿＿＿＿＿＿＿＿＿＿＿＿＿＿

※こちらの用紙を同封の返信用封筒で返送してください。

返送期限　平成　　年　　月　　日

　　　　　　　　　　　　　　　（備考　整理番号＿＿＿＿＿）

図21　（続き）臨時適性検査に関する事前確認通知書

表8 問診票

物忘れ外来問診票（1）

患者さんのお名前
記入者と患者さんとの続柄　　　　　　　　　（　　　）
家族構成（患者さん以外に何人家族ですか？）（　　　）人

　　　　　　　　　　　　　　　　　　　記入日　年　月　日

以下の質問に対して，はいあるいはいいえに〇でお答え下さい．

1. 人の名前や物の名前を時々思い出せない　　　はい・いいえ（　歳頃から）
2. 物忘れがひどい，同じことを何回も言う，聞いてくる　はい・いいえ（　歳頃から）
3. とんちんかんな話や行動がみられる　　　　　はい・いいえ（　歳頃から）
4. 最近怒りっぽい，些細なことですぐ怒る　　　はい・いいえ（　歳頃から）
5. 家で何もせず，じっとしていることが多くなった　はい・いいえ（　歳頃から）
6. 外出したがらず，人との付き合いを避ける　　はい・いいえ（　歳頃から）
7. 趣味や好きなことをしなくなった　　　　　　はい・いいえ（　歳頃から）
8. 外出すると迷子になる　　　　　　　　　　　はい・いいえ（　歳頃から）
9. 食事をしたことを忘れて，食べていないと言う　はい・いいえ（　歳頃から）
10. 物を盗まれた，誰かにとられたと言うことがある　はい・いいえ（　歳頃から）
11. いない人や動物が見えると訴える　　　　　　はい・いいえ（　歳頃から）
12. 火の不始末がある，たとえば，ガスの消し忘れなど　はい・いいえ（　歳頃から）
13. 夜になると大声をあげる，落ち着かない　　　はい・いいえ（　歳頃から）
14. 昼間ウトウトし，夜寝ないことがある　　　　はい・いいえ（　歳頃から）
15. おもらしがある　　　　　　　　　　　　　　はい・いいえ（　歳頃から）
16. シャツやズボンをきちんと着ることができない　はい・いいえ（　歳頃から）
17. 買い物などでお金の計算ができない　　　　　はい・いいえ（　歳頃から）

八千代病院 神経内科（物忘れ外来）

るあるいは言う，大切な約束事を忘れてしまうなどの症状があるか否かを尋ねる．さらに日時の把握ができているかどうか，易怒性や自発性の低下・意欲の減退がみられるか否かを聴取する．

② 病歴上で物盗られ妄想や徘徊，暴力行為などの活発な行動障害・精神症状（behavioral and pychological symptoms of dementia：BPSD）の存在を確認できる事例はほとんどない（これらがみられるならば，運転免許

Ｖ 改正道路交通法からみた認知症診療

更新よりも通常の診療を受診するだろう）．仮に認知症が存在するとしても活発な行動障害・精神症状（BPSD）が目立たないおとなしいアルツハイマー型認知症が大勢を占める．
③ アルツハイマー型認知症では，もの忘れ症状が緩徐に進行・悪化するのが原則である．しかしながら，運転免許に関連する診療で受診してくる場合には，家族がもの忘れ症状自体の存在を認識していないことから，症状が進行・悪化する，しないとの議論に至らないことが多い．家族からもの忘れ症状の進行・悪化を聴取できる事例は少ないと考えたほうがよい．
④ 日常生活に支障があるか否かは認知症の有無を判断する際に重要なポイントであるが，運転免許に関連する診療では，家族は生活に支障はない，今まで通りの生活ができている，生活能力に全く問題はないなどと答える場合がほとんどである．症状の進行性と同様に家族から生活障害があると聴取できる患者は少ないだろう．

結論として著者の経験では，免許更新の際に施行された認知機能検査で第一分類と判定された者が診断書作成を希望して直接医療機関を受診してくる場合，認知症の存在を疑う病歴を家族から聴取できる事例は多くない．

妻の病歴が役に立たない 80 歳，男性．
アルツハイマー型認知症

妻からの病歴．今までもの忘れには気づかなかった．運転をしていても大きな問題はなかった．車庫入れの際にも問題はない．以前から無口であるが意欲の低下などもない．やる気は十分ある．易怒性もない．日常生活にも支障はない．今日も本人が運転をして受診してきている．私（妻）が週3回透析療法を受けているので毎回送り迎えをしてもらっている．自分が透析を受けているので夫が心配したことで悪くなったのではないかと思っている．

この事例の病歴では，もの忘れ症状はなく日常生活にも支障はないと妻は述べている．この病歴から認知症を疑うことができるであろうか．

一方，警察活動によって診断書を提出するよう言われ医療機関を受診してきた場合，警察は患者の行動や言動に奇異な点を感じることで受診するよう指示していることから，認知症を疑う徘徊や万引き行為などの存在を聴取できることが多い．したがって，この経路で受診してくる患者では認知症を疑う病歴を聴取しやすい．

実際の問診の進めかた

運転免許に関連する診療では，病歴が認知症の有無を判断する上で役に立たないことが多いので，患者の問診・診察が最も重要でありこの段階で認知症の有無を判断できるか否かが大きなポイントになる．問診の内容はある程度統一したものを用意しておくのがよい．表9は，著者が施行している問診の実例である．まず患者にもの忘れに対する認識があるか否かを尋ねる．「今，何か困ったことはありませんか」「もの忘れをすることはありませんか」と質問す

表9 運転免許更新に関連する診療での問診

具合はどうですか	「　　　　　　　」
もの忘れをしますか	「　　　　　　　」
おいくつですか	「　　　　　　　」
誕生日はいつですか	「　　　　　　　」
今日は何年の何月ですか	「　　　　　　　」
何日ですか	「　　　　　　　」
何曜日ですか	「　　　　　　　」
ここはどこですか	「　　　　　　　」
現在いる場所の名称	「　　　　　　　」
昨日の夕食は何を食べましたか	「　　　　　　　」
今日の朝（あるいは昼）ご飯は	「　　　　　　　」
免許更新の記憶検査はいつ行いました	「　　　　　　　」
100から8を順にひくと	「　　　　　　　」

る．その後に，年齢や誕生日を尋ね，さらに診察日の月日や居場所を質問する．配偶者の生死や死因，死亡した病院の名前，子供の数などを聞くのもよい．診察前日の夕食あるいは診察日の昼食の内容を尋ねた後に3単語（例：ひまわり，たぬき，船）の名前の記銘，復唱をさせる．その後にいくつか質問（免許更新のための認知機能検査を受けた月日，計算課題，最近の大きな出来事など）を行い，そして（大体1～2分後）3単語の遅延再生をしてもらう手順が著者の行っている問診の流れである．

表10 に問診のコツと判断の目安を示した．
① 年齢や生年月日を答えることができなければ認知症は高度に進展していると判断してよい．ただし，運転免許に関連し受診してくる患者は，認知機能障害が軽微，軽度の場合がほとんどなので年齢や誕生日を間違えることはまずないと考えられる．
② 受診日の月を答えることができなければ認知症の可能性が高い．しかし，日にちは健常高齢者でも間違える可能性があるので認知症の有無の判断にはあまり役立たない．なぜならば，健常高齢者は，決まった仕事をしていないことが多いので日にちに拘束された生活をしておらず日にちの

表10 問診のコツと判断の目安

年齢　誕生日	中等度までのアルツハイマー型認知症では正答可能なことが多い これが答えられないときには高度の認知症
何月何日	月を答えることができなければ，アルツハイマー型認知症を考える 日にちは健常高齢者でもしばしば誤答することあり
曜日	曜日の正否は判断材料としてあまり役に立たない． 健常高齢者でもしばしば間違えることがある
季節	答えることができないあるいは誤答するときには認知症
ここはどこ	慣れた医院・クリニックの名称は正答可能なことが多いかも
夕飯の内容	頓珍漢，的外れの答えを述べるときには認知症 いろいろ，いつもと同じなどの答えをするときには認知症を疑う 考えようとしないときにも認知症を疑う　健常高齢者は真剣に考える
最近の出来事	述べることができないときには認知症かな？と考える

認識に乏しいからである．
③ 同様に診察日の曜日の正否も認知症の有無を判断するためには役立たないことが多い．もちろん，月を誤答しさらに曜日も誤答する場合には認知症の可能性を考えるべきである．
④ 季節を間違えて答える場合には認知症の可能性が高い．たとえば，真夏なのに春と答えたときには季節の認識に混乱がみられていることは明らかである．
⑤ 現在の居場所に関しては，長年通い慣れた医院やクリニックの名称は認知症に進展していても割に正答できることが少なくない．馴染みの薄い名称，たとえば現在の居場所は何地方ですか（例：中部地方，東海地方など）などを尋ねると場所の見当識の正否を評価することができる．しかしながら，何地方との課題は患者の病前の知的機能にも関係することから，答えることができないからただちに認知症との判断を下すことは難しいであろう．
⑥ 前日の夕食の内容を全く想起できない，頓珍漢な答えをする，考えようとしない（考え不精），言い訳や取り繕い反応がみられる（私は食事に関心がない，年金暮らしなのでいつもと同じ食事，毎日同じ料理を食べている，いろいろあった，など）場合には認知症の可能性を考える．
⑦ 印象に残る最近の出来事を陳述できるか否かが認知症の判断に役立つといわれる．原則的にはそのように考えてよいであろうが，90歳近い女性が果たしてどれだけ社会的な関心を持っているのだろうかとの視点でみると必ずしも絶対的な判断基準にはならないともいえる．

運転免許に関連する診療では，問診が最も重要な判断ツールになるのだが，問診で認知症と判断できる絶対的な基準はない．いくつか問診を行い総合的に判断することが重要である．そのなかで年齢あるいは誕生日，季節がわからないときにはまず認知症と考えてよい．月がわからない，夕飯を全く想起できないときも認知症の可能性が高いと判断してよいだろう．

CASE 5 妻の病歴が役に立たない 80 歳,男性.アルツハイマー型認知症

前項で呈示した事例の問診の様子（2017 年 5 月 2 日に施行）
具合はどうですか	「……なぜ受診かわからない」
もの忘れしますか	「あまりない」
おいくつですか	「80 歳」（正答）
誕生日は	「昭和○○年□月△△日」（正答）
今日は何月ですか	「今日は…5 月になったところ」
何日ですか	「…2 日」（正答）
何曜日ですか	「… 火曜日?」（自信なさげ）
ここはどこですか	「□□市」（正答）
現在いる場所の名称	「…八千代病院」
昨日の夕食は何を食べましたか	「そんなこと,覚えていない」
今日の朝ご飯は何を食べましたか	「きょう,ごはんと……魚」
免許のための検査はいつ	「確か 4 月 4 日」（正答）
100 から 8 を順にひくと	「……」

この問診から考えるべきことは,患者本人が医療機関を受診した理由を理解していない,もの忘れに対する認識の乏しさ,時や場所に対する認識は保持されている,食事内容（エピソード記憶）の曖昧さから記憶障害が疑われる,考え不精,計算課題での無反応が観察されることである.自己の状況や状態に対する認識の低下（病識の乏しさ）と記憶障害,考え不精からアルツハイマー型認知症の可能性が高いと判断すべきである.

診察室での患者の様子を観察する

問診を受けているときの患者の様子を注意深く観察するとアルツハイマー型認知症の判断に役立つことがある.

① 取り繕い反応

医師の質問に対して正しい答えができないとき,作話的な返答を行ってその

場を切り抜けようとする反応である．以下に事例を示す．

76歳，女性．アルツハイマー型認知症　HDS-R：18点

昨日の夕ご飯の内容はなんですか
「自分は，毎日，食事内容を帳面に書いているので覚える必要はありません．必要ないことは頭に入れないようにしている」「でも自宅の帳面をみればわかるんです」
では帳面を見せて下さい
「昨日の帳面は捨ててしまったのでわからないかも」
帳面を捨ててしまうのですか
「いや，帳面ではなく，単なるメモ用紙ですので‥‥」

　この患者は，自分で夕飯の内容を帳面に記載していると言いながら，最後には帳面ではなく単なるメモ用紙であると言い直し，自分の答えが矛盾していることを認識できない．

80歳，女性．アルツハイマー型認知症　HDS-R：16点

前日の夕飯の内容を尋ねると，最初は，「自分は夕飯を食べていない．もう何年も夕飯を食べない習慣にしています」と言っていた．確かに個人的にはそのような習慣もあるかもしれないので息子さんに確認したところ，「昨日は家族全員でカツを食べました」との話を聞いた後，患者は「そうそう，昨日はカツを食べた」と言い直していた．

　この患者は自分の答えが破綻をきたしていることを理解できていないといえる．典型的な取り繕い反応といえる．

　上記の患者らは，夕飯の内容を記憶していないことから，医師の質問に対して作話的な対応でその場を切り抜けようとしている様子が観察される．これが

取り繕い反応である．また，「いろいろでした，美味しかったです」「朝の残り物で済ませた」「自分は年金暮らしなのでたいした食事はしていません」「自分は食事に関心がないので気にしていません」などの答えも取り繕い反応といえる．

② 頭部振り向き現象（head turning sign：HTS）

問診中に医師の質問に対して後ろや横に座っている家族に答えや助けを求める現象である．アルツハイマー型認知症にしばしばみられるものである．著者がもの忘れ外来で調査した結果では，アルツハイマー型認知症103名中で53名51.4％にHTSが観察されている．一方，非認知症19名では4名21.1％にHTSが認められるだけである．HTSが観察される場合，アルツハイマー型認知症の可能性を頭の隅においた診療を考えるとよい．

③ 身だしなみ　整容を観察する

女性患者では化粧が奇異な印象を受けることがある．口紅を必要以上に広く塗っていたり髪がボサボサなのに無関心だったりする患者がみられる．診察室に入ってくるときの外観や顔貌でおかしいなと感じるのである．また，下着が見えているのを全く気にしない，季節にそぐわない衣服を着ている場合も認知症の可能性を考える．

④ 患者が醸し出す雰囲気

これには科学的，客観的な根拠はないが，アルツハイマー型認知症に罹患した一部の患者では，なんとも言えない雰囲気を醸し出していることがある．健常高齢者と異なって，患者の周囲には1枚膜が被さっているような独特の雰囲気を感じるのである．直感的な印象なので多数のアルツハイマー型認知症患者を診療してこないと感じない印象かもしれない．表現が難しいが人間としてのまとまりが欠けてきている，人格としてやや崩れがみられる，緊張感がなくやや弛緩した雰囲気と言ったらよいであろうか．

運転免許に関連する診療に限らず，通常の診療でも診察室での患者の外観や様子，態度，雰囲気を注意深く観察する臨床眼を養っておくことが大切である．

認知機能検査（神経心理検査）の実際

かかりつけ医・非専門医の外来で施行できる神経心理検査として改訂長谷川式簡易知能評価スケール（HDS-R）が多いのではなかろうか．実際の診断書様式に記載されているのはこの HDS-R と MMSE（Mini-Mental State Examination）である．2017 年 7 月末までに提出された診断書 4,506 件を解析した警察庁の報告（永沼義道．改正道路交通法に基づき提出される認知症診断書の現状と課題．月刊交通：48：27-38，2017）をみると，HDS-R のみ実施が 51.6％，MMSE のみ実施 19.2％，両方実施 25.9％となっている．診断書全体で 77.5％が HDS-R を実施していることがわかる．かかりつけ医・非専門医の外来では，HDS-R が最も使用されている認知機能検査といえる．

HDS-R あるいは MMSE は，検査を受ける患者の当日のやる気や体調，聴力や視力の問題，検査室の環境，検査を施行する者の熟練度などで結果が大きく異なることになる．神経心理検査の結果の解釈には，複眼的，重層的な見方が重要である．

以下に当センターで実施している HDS-R の施行細則・手順を述べる．

1) HDS-R の実際の施行，注意点
　開始前：実施にあたっては環境の整備をしておく
　　・検査者の声はしっかり聞き取れているか
　　・周囲に余分な刺激はないか（テレビの音，窓の景色など）
　　・検査者に注目しやすい位置に座っているか

2) 導入：「今から記憶力や集中力の検査をします．検査の前にお名前と生年月日，お年を教えて下さい」
　（問題 1）
　　・一度の質問で答えられない場合は一つずつ聞いていく．
　　・「誕生日はいつですか」「年は何歳ですか」
　　・生年月日の応答が曖昧または答えられない場合は以降の検査で質問の理解がスムーズでない場合や，答えられない反応が多い可能性が高い．
　　・導入部分の反応で問題 2 以降の質問の仕方や答えてもらう時間を配慮する．
　　　・言い回しを簡単にする

・一つずつ質問する
・励ましつつ答えを促す
・質問が理解できない場合はその問題は見合わせる，など

3）検査内容：「ではいくつかお聞きしますので教えて下さい」

（問題 2）「今日は何月何日ですか」と聞き「何曜日ですか」「何年ですか」と聞く
　　　　日時の質問に迷い，「わからない」と答える場合があるので採点項目にはないが「季節はいつごろですか」と質問する．季節で正答する，大きく外れていなかった場合は再度日付を質問すると「わからない」といった答え以外の応答が得られやすい．

（問題 3）「私たちが今いるところはどういったところですか」
　　　　地名を答えようとする場合も多いので，地名ではなくどのような性質の場所かを答えてもらうよう促す．
　　　　　・待っても答えが出てこない場合は選択肢から選んでもらう．
　　　　　　「ここは○○さんの家ですか，病院ですか，施設ですか」

（問題 4）「では今度はこれから私が言う 3 つの言葉を言ってみて下さい．あとでまたお聞きしますのでよく覚えておいてください」といって 3 つの言葉を言ってもらう．
　　　　「例：さくら　・　ねこ　・　でんしゃ」
　　　　「では今の言葉をもう一度言ってください」
　　　　ここで 3 つとも言えない場合は 3 回目まで繰り返して聞いてもらう．

（問題 5）「今度は計算をしていきます．100 から順番に 7 を引いて下さい」
　　　　「100 ひく 7 はいくつですか」正答の場合は
　　　　「ではそこからまた 7 をひくといくつですか」と質問する．
　　　　2 回目の計算では「93 ひく 7 は」という聞き方はしない．

（問題 6）「次は数字の作業をします．私がこれから言う数字を聞いた順番とは逆に言ってください」といい練習をしてもらう．
　　　　「たとえば私が『5-9』といった場合，逆からなのであなたは『9-5』と言って下さい」
　　　　逆唱が理解できれば問題に進む，理解不十分な場合は適宜 2 桁の例題を行う．
　　　　逆唱することが理解できない場合は問題を見合わせる．

(問題 7)「では先ほど覚えてもらった言葉を思い出して言ってみて下さい」
　　質問に対して何を答えるか理解できていないようであれば「先ほど計算をするまえに覚えてもらった言葉をもう一度思い出してください」と回答を促す．
　　　出てこなかった場合はヒントを与える．

(問題 8)「今度は品物をお見せします．その名前を教えてください」といって物品を一つずつ見せ名前を言ってもらう，もしくは検査者が名前を言いながら目の前に並べていく．
　　「この品物を覚えてください」と言い，一通り見てもらってから物品を隠す．
　　「先ほどここに何がありましたか」と質問する．
　　物品名は検査者が最初から言ってもよいが，患者さんが使っている物品名と異なる場合もあるので物品名の想起に問題がなければ患者さんに先に名前を言ってもらい確認をする．

(問題 9)「では最後に知っている野菜の名前をできるだけたくさん言って下さい」
　　10 秒ほど待っても想起できず時間がかかったところで終了にする．
　　言葉を言ううちにカテゴリーが果物などへ移行してしまう場合もある．
　　「野菜の名前です」と適宜カテゴリーの修正を促すとよい．

以下に当センターで実施している MMSE の施行細則・手順を述べる．

1) 検査の特徴

　　Mini-Mental State Examination（MMSE）は 11 の検査項目からなり，①日時や②場所の認識といった見当識に関する項目，③単語 3 個の即時再生と⑤単語 3 個の遅延再生といった記憶に関する項目，④計算といった注意力に関する項目，⑥物品の呼称と⑦文章復唱，⑨書字命令に従う，⑩文章書字といった言語に関する項目，⑧ 3 段階の命令に従うといった行為に関する項目，⑪図形模写といった構成に関する項目から構成される．

2) 実施方法

　　・開始前に記憶力の検査を行う旨を伝え協力を得る．
　　・聴力・視力に問題はないか確認をする．
　　　上記が確認できれば検査を開始する．

3）検査の実際
 ① 日時に関する見当識（5 点）
  「今日は何年の何月何日ですか？」と質問をする．一度にすべて質問するのではなく「何月何日ですか？」と聞き，「何曜日ですか？」「今年は何年ですか？」と別々に質問しても良い．年・月・日・曜日・季節それぞれの正答に対して 1 点を与える．
 ② 場所に関する見当識（5 点）
  「私たちが今いるところはどこですか？」と質問する．地名・病院・施設名が言えない場合は，「この病院の名前は何ですか？」と具体的な名前を言うよう促す．続けて県．市・階数についても質問をする．地方名についてのみ例題の提示が可能〔例：「（関東地方以外に在住の場合）たとえば関東地方という言い方があります．ここは何地方になりますか？」〕．県名・市名・病院名・階数・地方名それぞれの正答に対して 1 点を与える．
 ③ 3 単語の即時再生（3 点）
  「今から 3 つの単語を覚えてもらいます．私が言い終わったあとに繰り返して言ってください．後でまた質問するので覚えておいてください」と言う．続いて相互に無関係な 3 個の単語をゆっくり，1 単語に 1 秒程度の間隔で言う（例：「うさぎ・ふね・ひまわり」）．3 個の単語をすべて言い終わった後に繰り返して言ってもらう．この段階で復唱できた単語名 1 つにつき 1 点を与える．1 つでも復唱困難な場合は，再度 3 個の単語をゆっくり言う．3 単語全て復唱できるまで繰り返す．繰り返しは 6 回までとし，繰り返した回数を記入する．6 回目でも 3 個の単語正答できない場合には項目 5（単語 3 個の遅延再生）は実施しない．採点は第一試行の再生数とする．
 ④ 計算（注意力）（5 点）
  「100 から順番に 7 を引いて下さい」「（2 施行目から）ではそこから先ほどと同じ数を引いて下さい」と言う．5 回まで実施したところで終了し正答数を得点とする．計算式「100 ひく 7 は？」と言ったり，「86 ひく 7 は？」等，途中の計算式を与えて反応を促してはならない．計算能力そのものを評価しているのではなく，先行内容を覚えながら次の作業を行うといった注意や作業に伴う記憶を評価しているため，途中の計算数や引く数を忘れた場合でも「先ほど言った数字からまた同じ数を引いて下さい」と反応を促す．
 ⑤ 3 単語の遅延再生（3 点）
  「先ほど覚えた単語を思い出して言って下さい」と項目 3 で覚えてもらった単語 3 個を思い出して言ってもらう．正答ごとに 1 点を与える．カテゴリーなどのヒントは与えない．

⑥ 物品の呼称（2点）
「これは何ですか？」と腕時計をみせ名前を言ってもらう．同様に鉛筆でも行う．正答に1点を与える．

⑦ 文章の復唱（1点）
「これから私が言う文章を真似して言って下さい」「（問題）みんなで力を合わせて綱を引きます」（「綱」は聴き取りにくい単語なのではっきりと）言う．1回のみで採点する．聴き取りにくい単語がないように提示文章ははっきりと大きめの声で言う．復唱した文章の語尾が「引きましょう」「引く」など，変換された場合は正答とせず，語尾の部分まで同じ言い回しで復唱できた場合のみ正答とし1点を与える．

⑧ 3段階の命令（3点）
白紙を1枚用意し，「この紙を使って作業をします．説明しますので聞いて下さい」と言ってから「右手にこの紙を持って下さい（段階1）．半分に折りたたんで下さい（段階2）．机の上に置いて下さい（段階3）」と一括で教示する．1段階ごとに反応させるのではなく全ての指示を与えてから反応を開始させるため教示前に集中を促す．段階ごと正しく作業できたものに1点を与える．

⑨ 文章命令に従う（1点）
適当な大きさで『目を閉じなさい』と書かれた（図版）を用意する．「この動作を行ってください」と指示する．実際に閉眼した場合に1点を与える．音読が誤っていても行為が正しければ（閉眼できれば）正答とする．

⑩ 文章書字（1点）
「ここに文章を書いて下さい．どんな内容でもかまいませんので主語と述語のはいった文章を書いてみてください」と書字を促す．例文は与えない．漢字の誤りや送り仮名の間違いなどは誤りには含めない．

⑪ 図形構成（1点）
交叉した五角形が書かれた図版を用意する．「この図形を真似して書いて下さい」と図版を提示しそれを模写させる．書かれた図形は角がそれぞれ5個あり，2つの五角形が交差していることが条件となる．交叉部分の形は四角形であれば大きさの違いや歪みがあっても正答とする．

4) 使用物品
   白紙1枚，鉛筆・時計，文章図版，図形図版

5) 採点方法
   最高得点：30点．配点は各項目を参照．

神経心理検査判定のコツ

ここでは前項で呈示した事例の HDS-R の結果を例にとり認知機能の状態を判断するときの注意点を解説する．

CASE 5　妻の病歴が役に立たない 80 歳，男性，アルツハイマー型認知症の HDS-R

施行された HDS-R の結果を 図22 に示す．総得点は 16 点であり認知症の範疇といえる．下位項目での失点をみると 3 単語の遅延再生課題が 0 点である．健常者でこの項目が 0 点となることはまずない．また，単語の列挙（1 分間でどれだけ野菜名を想起できるかの課題）も 0 点であった．アルツハイマー型認知症に特徴的な下位項目の失点様式は，まず 3 単語の遅延再生課題で失点がみられ，さらに日時の認識，5 物品名の記憶，単語の列挙の失点である．本事例では，総得点だけでなく下位項目での失点もアルツハイマー型認知症を示唆する結果である．

HDS-R は，20/21 点が認知症 / 非認知症の目安とされる．しかしながら機械的に 20 点以下は認知症，21 点以上は非認知症と考えてはならない．なぜ

年齢	1/1
日時の認識	3/4
場所の認識	2/2
3 単語の復唱	3/3
計算	2/2
数字の逆唱	2/2
3 単語の遅延再生	0/6
5 物品名の記憶	3/5
単語の列挙	0/5
合計	16/30

図22　CASE 5: 80 歳，男性，HDS-R

なら非認知症であっても20点以下しか獲得できない患者もいれば，アルツハイマー型認知症であっても21点以上を獲得する患者もみられるからである．とくに認知機能障害が軽微，軽度の段階のアルツハイマー型認知症では，しばしば21点以上を獲得できることを忘れないようにしたい．以下に著者がしばしば使用している判定の目安を述べる．この目安の根拠に関しては「自分で作成できる患者と認知症専門医療機関に任せたほうがよい患者を区分けする」（77頁）に詳述しているので参照されたい．

① HDS-R総得点が14点以下の場合にはまず認知症と判断して誤りはない．
② 15点から20点の範囲では，多くは認知症に進展していることが多いが非認知症の患者が混在している可能性も否定できない．HDS-Rの結果に病歴と問診・診察の状況を加味して判断するかあるいはMMSEやADAS-J cog. などの神経心理検査を追加した上で判断をするのがよい．
③ 21点以上の得点を獲得しているときには，HDS-Rの総得点だけでは認知症と非認知症の鑑別は難しい．HDS-Rの結果に病歴と問診・診察の状況を加味して判断するかあるいはMMSEやADAS-J cog. などの神経心理検査を追加した上で判断をするのがよい．
④ HDS-RやMMSEの点数だけで軽度認知障害（mild cognitive impairment：MCI）の診断はできない．MCIは，健忘型と非健忘型に大別されるが，健忘型を診断するためには，詳細な記憶障害の評価（たとえば，論理的記憶Ⅰ；WMS-R）を行わなければならない．

臨床検査（血液検査など）は必要か

現時点では血液検査などでアルツハイマー型認知症を診断できる手立てはないが，治療可能な認知症を除外するために最小限の血液検査を施行しておいたほうがよいだろう．甲状腺ホルモンならびに血中ビタミンB_1，B_{12}を含む生化学検査などは一応行っておいたほうがよい．

脳形態画像検査は必須

　初診の段階で病歴や問診・診察，神経心理検査から認知症，アルツハイマー型認知症が強く疑われる場合であっても頭部CTスキャンあるいはMRI検査は必ず施行しておくべきである．なぜ脳形態画像検査を施行するのであろうか．それは，頭蓋内の器質的疾患，治療可能な病態を除外するために行うのである．脳形態画像検査のみによって認知症の有無を判断することはできないし判断をしてはならない．

　実際に運転免許に関連する診療で脳形態画像検査はどのくらい実施されているのだろうか．認知機能検査（神経心理検査）の実際の項で述べた報告（前述）では，頭部CTスキャンが30.9%，MRI 41.9%，種別不明2.9%であった．一方で脳画像検査（この報告では形態画像検査と機能画像検査の区別がされていない）の未実施が24.0%に及んでいる．その理由として，病院に設備がない，画像検査の必要が認められないなどさまざまであると述べている．

　著者は，少なくとも脳形態画像検査は認知症診療では必須の検査と考えている．運転免許に関連する診療でも同様である．初診の患者では脳形態画像検査をせずに認知症の有無を判断してはならない．もし脳形態画像検査を施行せずにアルツハイマー型認知症と診断した患者がのちに脳腫瘍や前頭葉領域の脳梗塞の存在が判明したときにはトラブルになる可能性が高い．必要な検査を施行せずに安易に診断を行ったとのことで医療過誤に発展する危険性があることを忘れてはならない．

　もの忘れを主訴に受診してきた患者で頭蓋内に器質的疾患の存在が判明した事例を呈示する．

慢性硬膜下血腫が判明した85歳，男性

　主訴は落ち着きがない．5月頃から元気がなくなり以前から好きだった碁をしなくなってきた．8月から便秘となり近医で内視鏡検査を受けるも異常はみられず下剤を投与され

た．この頃から排便や排尿困難に拘るようになった．落ち着きがなく，経営している工場内で寝泊まりをすることがしばしばあった．9月頃から言葉がうまく出てこない，自分の名前以外に字を書けない，新聞やテレビをみない，夜中ごそごそして不穏な状態が多い．5月まで現役の社長として働き，8月までは自転車に乗ってあちこち外出したりしていた．奥さんとお嫁さんが認知症を心配し当センターに連れてきた．

身体所見として，入室時の歩行は小股で不安定な歩き方を示し後方に倒れやすい．四肢に軽度筋強剛がみられた．

◆脳形態画像診断：CT スキャン 図23

両側大脳半球の外側で等吸収域からやや高吸収域で描出される慢性硬膜下血腫が認められる．左側血腫がより大きいことがわかる．

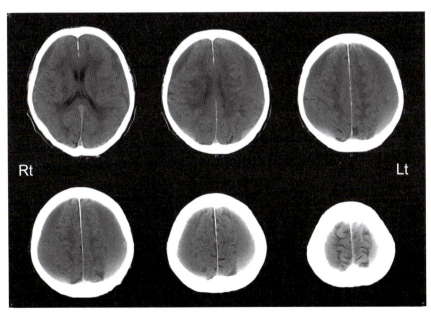

図23 CASE 8: 85 歳，男性，慢性硬膜下血腫，CT スキャン

脳腫瘍の存在が判明した 65 歳,女性

主訴は仕事が雑になってきた.7 年前から高血圧治療を受けているかかりつけ医からもの忘れの精査依頼で受診となった.もの忘れ外来初診の 4 カ月前頃から長年慣れている仕事(農作業)が雑になってきた,3 週前から決まった仕事ができず失敗をすることが多い.誰の洗濯物なのかの区別がつかない,火の消し忘れ,積極性が乏しくなってきたことに気づかれている.内科的ならびに神経学的に異常はみられない.

◆ 脳形態画像検査: 頭部 CT スキャンと MRI 図24

CT スキャンで右前頭葉に低吸収域で描出される病変がみられる.造影 MRI では,同部で不規則にリング状に造影される腫瘍病変を認める.

診断をどう考えていくか

認知症の診断は,運転免許に関連する診療でも通常の診断の考えかたと大きく異なることはない.しかしながら,通常診療では,「その時点では判断ができないのでしばらく経過をみましょう」と医学的判断を先送りすることができるが,前者では診断書作成にあたり医学的判断の病名の欄で 7 つの診断名のいずれかにチェックを入れないとならない.病名の判断ができない,どれにも該当しないなどの診療態度は許されないのである.

運転免許に関連する診療にも従事してきた著者の経験から,診断のポイントをいくつか紹介したい.
① 物盗られ妄想や徘徊などの行動障害・精神症状(BPSD)が活発な事例,もの忘れ症状が中等度以上に進んでいる事例(たとえば,1 時間前に食事をしたことを忘れてまた食べると言う患者など)は認知症との診断に迷うことはないだろう.
② 最も診断が難しい事例は,もの忘れ症状はみられるがその他の症状が目

頭部 CT スキャン 単純撮影

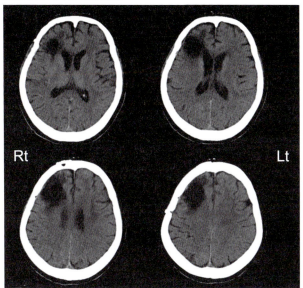

造影 MRI T$_1$ 強調画像軸位断

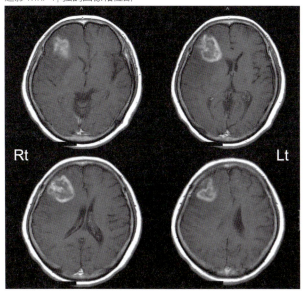

図24 CASE 9: 65歳, 女性, 脳腫瘍をきたした事例

立たない事例，生活障害が目立たない事例である．要するに認知機能障害が軽微，軽度でなおかつ行動障害・精神症状（BPSD）が目立たない事例といえる．これらの事例を診断するための簡便な方法はない．詳細な病歴聴取に丁寧な問診・診察，神経心理検査などを総合的に考えて臨床診断を下すしか方法はない．

③ 非認知症との診断は慎重にしなければならない．加齢に伴ってもの忘れ症状は必発の状態であり高齢者で本当に認知機能の低下がないのかを判断することは非常に難しい．認知症に限らずひとりの人間に対して病気はない，健康であると判断をすることは相当の勇気がいるのではなかろうか．とくに認知症を非認知症と誤って診断した場合，後々のトラブルが発生する可能性を否定できない．かかりつけ医・非専門医の先生方の診療では，非認知症との診断は避けたほうがよいのではなかろうか．

④ 運転免許に関連する診療では，認知症に進展しているのかどうかの判断ができない患者が少なくない．これらの患者を認知症と診断すると運転免許の取消し，認知症ではないと判断すると運転の継続が可能になることから，境界例に対する医師の判断は患者にとって雲泥の差になることを銘記しておかなければならない．

⑤ 荒っぽい表現にならざるを得ないが，認知症なのか否かの判断ができないときには，非認知症とせず，「認知症ではないが認知機能の低下がみられ，今後認知症となるおそれがある」との診断を下すようにしたい．この診断によってその後半年間は確定診断を下すことに猶予が与えられる．この半年間で認知症との確信が得られれば，患者ならびに家族に即刻運転の中止を指導すればよい．

病歴と問診・診察，HDS-R の組み合わせから診断を考える

図25 は，病歴と問診・診察，HDS-R の3者の組み合わせから診断をどのように進めていったらよいかの道順を示したものである．以下の認知症とはアルツハイマー型認知症を指すものである．

① 診断に迷わないのは，病歴で認知症疑いかつ問診・診察でも認知症が考えられさらに HDS-R が 20 点以下の患者である．また，病歴と問診・診

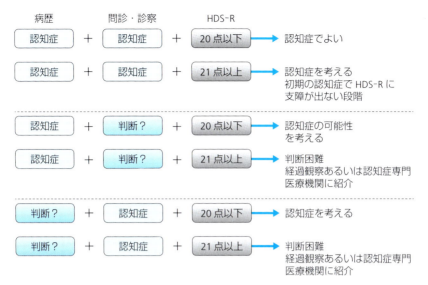

図25 病歴と問診・診察，HDS-Rの組み合わせから認知症を考える

察は同様の状態であるがHDS-Rが21点以上を獲得できる患者も認知症の可能性が高いと判断してよい．軽度の認知症ではHDS-Rで21点以上を獲得できる患者が少なくないからである．病歴と問診・診察重視の視点からそのように診断をしてよい．

② 病歴では認知症を疑う所見を得るが問診・診察では比較的しっかりした状態（判断？）を示す患者の判断は難しい．HDS-Rが20点以下の場合には認知症の可能性が高い（認知症が比較的軽いときには問診などの対人との応答ではぼろが出にくい）．21点以上を獲得できる場合には判断困難である．なぜならば，患者の実際の状況よりも大袈裟に家族が捉えている可能性があるからである．認知症専門医療機関に紹介をしたほうがよい．

③ 病歴では認知症を疑う所見が得られないあるいは病歴自体を十分聴取できない（たとえば独居患者）が問診・診察では認知症を疑う所見がある場合，HDS-Rが20点以下のときには認知症の可能性が高い．21点以上では判断困難になることから認知症専門医療機関に紹介をしたほうがよい．

②，③の判断困難事例は，通常診療では半年から1年の経過観察として診断を先送りすることが可能であるが，運転免許に関連する診療では診断の先送りは許されない．この判断困難事例では，診断書に「認知症ではないが認知機能の低下がみられ，今後認知症となるおそれがある」の病名にチェックをするしかない．

当センターにおける臨時適性検査の紹介

著者は愛知県公安委員会から臨時適性検査を依頼される認定医をしている．われわれの施設で行っている臨時適性検査の実態を紹介する．

① 臨時適性検査は，名のごとく臨時に入ってくる検査であり件数として多いものではないが，当施設では水曜日と木曜日の午前中に予約枠を設定している．

② 県警本部交通局運転免許課から当センタースタッフの専用電話に検査の依頼が入ると，著者が診療できる日時を選択し，神経心理検査と頭部MRIの予約枠を確保する．必要時には脳SPECT検査も施行するが，原則としては神経心理検査とMRIを最小限の検査としており，診察とこれらの結果だけでは判断ができないときに後日脳SPECT検査を施行するようにしている．図26 に臨時適性検査依頼書を呈示した．

③ 診療当日は，まず家族からの病歴聴取を行った後で患者の問診・診察を行い，その後に神経心理検査，頭部MRI，臨床検査（甲状腺ホルモンなどの採血）を施行した後に患者と家族は帰宅となる．診察や諸検査を含めて全所要時間は約3から4時間である．

④ 施行している神経心理検査としては，HDS-RとMMSE，ADAS-J cog.，FAB（Frontal Assessment Battery），NPI（Neuropsychiatric Inventory），論理的記憶Ⅰ（WMS-R），時計描画テスト（CLOX），日常生活動作の評価（PSMS, IADL）は必ず施行している．これらに加え必要に応じて失語や失行，失認の検査などを随時追加するようにしている．

⑤ 受診から始まり診察室での診療や神経心理検査室での検査などには常に警察官が同席することが決められているようである．警察官同席の診察はやや重い雰囲気を感じることもある．

交免発第〇〇〇〇号
平成29年7月〇〇日

八 千 代 病 院
認知症疾患医療センター長
川 畑 信 也 殿

愛知県警察本部交通部
運 転 免 許 課 長

検 査 依 頼 書

　自動車の安全な運転に支障があるかどうかについて、次のとおり認知症の検査をして、愛知県公安委員会提出用診断書の作成をお願いします。

1　被検査者

　　住所

　　氏名　　　〇　〇　〇　〇　　　　　　男性

　　生年月日　昭和12年8月〇日生　（79歳）

　　連絡先　　自宅（　　　）　－

2　検査事項

　　認知症について

3　受検予定日

　　平成29年 8月〇〇日（木）　　午前 9時00分～

4　担当者

　　愛知県警察本部　運転免許課

　　（受検担当　臨時適性検査係〇〇、会計担当〇〇）

　　住所　名古屋市天白区平針南三丁目605番地
　　電話　　－　　　（内線　　－　　）

5　備考
（1）被検査者は、平成29年5月〇日の認知機能検査の結果　「記憶力・判断力が低くなっています。」との判定を受けた。
（2）被検査者は、道路交通法第102条第2項に基づく診断書提出命令を受け、平成29年6月〇日、医師〇〇〇作成に係る診断書を提出した（別添のとおり）が、疑義を抱く診断結果であった。
　　よって道路交通法第102条第4項により、臨時適性検査の対象となった。

図26　臨時適性検査依頼書

⑥ 診療に関わる費用は全て公費となっているので後日病院事務から愛知県警の担当部署に費用の請求をしている．
⑦ 医学的診断を含めた診療結果は当日説明できないことが多い．なぜならば，臨床検査の一部を外注に回しているので当日結果が戻ってこない，最終的な診断について神経心理検査を施行したスタッフと後日に評価・検討をすることが多いからである．臨時適性検査は，疑義事例やトラブルになる可能性のある事例が少なくないことから医学的診断は慎重に下すように努めている．
⑧ 著者は，既存の診断書には医学的判断　病名の欄のみにチェックを入れ，その他の診察結果などは別の用紙に記載，印刷を行い，既存の診断書に添えるようにしている．

以下にアルツハイマー型認知症と診断した事例の診断書の全容を呈示する．

○○　○　83歳　男性
2　医学的判断
　病名：アルツハイマー型認知症
　総合所見
　　2017年□月△△日の認知機能検査で第一分類と判定された，得点は19点であった．かかりつけ医の診断書に疑義があるとのことで臨時適性検査になった．
現病歴：妻から病歴聴取では，最近もの忘れがひどい，言ったことをすぐに忘れてしまう．自動車の運転はうまいが，4，5カ月前に駐車場で他の車に接触する事故を起こした．易怒性はなく，整容にも支障はない．一度だけ鍋に火をつけたままその場を離れてしまったことがあるので，以降は火に関することは扱わせない．服薬管理を本人1人ではできない．日中は草むしりとテレビを見ているだけである．70歳まで会社で働き，以降は在宅生活．
既往歴：高血圧で服薬を受けているが妻の援助がないと規則正しく服薬ができない．

現在像：やや難聴であるが診察室での会話に不自由はない．疎通性も良好である．血圧は144/78 mmHg，脈拍は65/分．身体的には明らかな異常はない．問診では，自己のもの忘れの存在に対して深刻感がない（病識の欠如を推測させる）．年齢ならびに生年月日は正答可能であった．月日を尋ねると「えーと，今日は……月ですか…8月か」と答えていた．日と曜日は無答であった．現在の居場所については，「連

れて来られたので」とのことで正答できず．前日の夕食の内容を尋ねたが，「夕飯は…なにを食べたか」と想起することができなかった．当日の朝食の内容を問うと，「えーと…ごはんとみそ汁……あとは…」と述べていた（副食の漬け物と海苔を想起できず）．受診にいかなる交通機関を利用してきたかとの質問に対して高速道路を利用して来たにもかかわらず「一般道を通ってきた」と述べていた．認知機能検査の受検日を尋ねたところ，「1カ月前」（5月の施行なので3カ月前が正答）と答えていた．

問診から記憶障害と日時や場所に対する見当識障害の存在は明らかであった．記憶障害の存在は病的と判断される．

3 身体・精神の状態に関する検査結果

□ 認知機能検査，心理学的検査

2017年○月○日に施行．結果は，同封の「神経心理レポート」を参照されたい．各心理検査の下位項目の得点などに関しては同封の結果を参照されたい．

① NPI: 行動障害・精神症状を評価する検査．頻度×重症度の値が各項目の得点となる．無関心がみられる．

② MMSE: 23/24点が認知症/非認知症の境界．本件は15点であった．日時と場所に対する見当識障害がみられた．3単語の遅延再生課題ではいずれも想起不可であった．

③ HDS-R: 20/21点が認知症/非認知症の境界．MMSEと同様に見当識障害と記憶障害がみられる．本件は13点であった．

④ ADAS-J cog.: 認知機能障害の重症度を判断する検査．70点満点で点数が増加するほど認知症は高度と判断される．当センターでの6,000名以上のデータでは，非認知症は2点から8点に位置しており，12点から20点が軽度認知症，21点から35点が中等度認知症，36点以上が高度認知症と判断される．本件は22点であった．

⑤ FAB: 前頭葉機能を評価する検査．11点以下は支障有りと判断される．本件は8点であった．

⑥ 時計描画テストCLOX: 1時45分を示す丸時計を描く課題である．
自発描画課題CLOX 1では，文字盤のひずみ，時刻の誤りがみられる．模写描画課題CLOX 2でも同様の誤りが観察される．

⑦ ADL評価: 家族からみた日常生活動作の評価．PSMSは基本的生活動作，IADLは手段的生活動作を評価するものである．妻は該当する項目はないと判断している．

神経心理検査の結果を概観すると，MMSEとHDS-R，ADAS-J cog.，FABいずれも正常範囲以下，つまり認知症を疑う得点である．ADAS-J cog.の結果から認知機

能障害は中等度と判断される．日常生活動作では，妻は支障ないと述べているが，病歴上から服薬管理ができていないことは明らかである．NPI から無関心が認められる．

臨床検査

2017 年○月○日施行同封の「検査結果照会」を参照されたい．認知症の原因となる臨床検査の異常はみられない．

□　その他の検査（CT 検査等）

2017 年○月○日に頭部 MRI 施行（別紙報告書参照）．脳内に無症候性ラクナ梗塞が散在しているが認知症の主因とは考えにくい．両側海馬を含むびまん性脳萎縮が目立つ．海馬傍回の萎縮の程度を評価する VSRAD では，萎縮の程度は 1.48 であった（関心領域内萎縮がややみられる）．

4　認知機能障害等の状態

□　記憶障害

MMSE ならびに HDS-R における遅延再生課題では 3 個中ひとつも想起できず．ADAS-J cog. の記憶課題では誤再認がみられ記憶障害は病的である．

□　見当識障害

日時と場所に対する見当識障害は明らかに存在する．

□　失認

自己の病態に対する認識に乏しく，軽度の病態失認が認められる．

□　失行

観念行為に支障がみられることは明らかである．

□　言語の障害

言語に関しては明らかな失語症症状は認めない．

□　実行機能障害

妻は日常生活に支障はないと述べているが，服薬管理に支障をきたしていることは明らかであり，実行機能障害は存在していると判断される．

□　視空間認知の障害

現時点では目立つ障害はない．

□　人格・感情の障害

疎通性は良好で人格の崩れは観察されない．感情障害もみられず穏やかである．

5　現時点での病状

病歴ならびに問診・診察，神経心理検査などを総合的に勘案すると，記憶障害に見当識障害，注意障害，行為障害などが確実に存在し，自己の病態に対する認識の

欠如も認められる．日常生活では服薬管理以外に大きな支障は目立たないと妻は述べているが，特定の仕事をしておらず日々習熟かつ単純な生活能力しか使用していないことから，実行機能障害が目立たないのであろうが，おそらく実際には生活遂行に多大な支障がみられているものと推測される．行動障害・精神症状（BPSD）としては，意欲の減退，自発性の低下が観察される．以上の病像は，NIA/AAの提唱する認知症の診断基準に合致しているものと判断される．頭蓋内に認知症の主因となる器質的疾患はみられず，その他の疾患を除外できることから原因疾患はアルツハイマー型認知症と診断される．重症度は中等度に進展した段階と判断される．アルツハイマー型認知症は進行性の疾患であり認知症について回復の見込みはない．

と白紙に印刷し，さらに既存の診断書に診断日と自筆で名前を記載している．著者が作成する診断書は，文字数として2500から3000文字前後の長さでまとめるようにしている．さらに全ての神経心理検査の結果とMRI所見（VSRADリポート），臨床検査の結果を印刷し診断書に添付している．診断書総数としては約20枚となっている．診断書の作成には30分から1時間前後を要している．

CHAPTER VI 診断書作成への対応，リスク，自主返納

本章では患者あるいは家族から診断書の作成を依頼されたときどう対応したらよいか，診断書作成に伴うリスクならびに自主返納について考える．

警察庁の診断書と愛知県版の診断書

図27 は，警察庁から出されている通常の診断書（都道府県公安委員会提出用），図28 は，愛知県で使用されている愛知県版の診断書を並べて示したものである．愛知県版は，著者と愛知県警の担当者との共同作業によって作成されたものであり，愛知県医師会ならびに名古屋市医師会のホームページにて公開され，会員ならばダウンロードをして使用することが可能である．愛知県版は，通常の診断書と比して2カ所異なる部分がみられる．ひとつは，総合所見の欄に認知症の代表的，典型的な症状を列記し該当する項目にチェックを入れてもらうようにしたこと，ふたつめは，その他参考項目に重症度分類として，FAST（Functional Assessment Staging）と介護保険主治医意見書の認知症高齢者の日常生活自立度をチェック項目として設けたことである．いずれも認知症を専門とされないかかりつけ医・非専門医がより容易に診断書を作成できるように工夫したものである．

別添 1

診　断　書（都道府県公安委員会提出用）

1．氏名

　　　　　　　　　　　　　　　　　　　　　男・女

　生年月日
　　　　　M・T・S・H　　年　　月　　日　（　　歳）

　住所

2．診断

① アルツハイマー型認知症（認知機能検査）
② レビー小体型認知症
③ 血管性認知症
④ 前頭側頭型認知症
⑤ その他の認知症（　　　　　　　　　　　　　　　）
⑥ 認知症ではないが認知機能の低下がみられ、今後認知症となるおそれがある（軽度の認知機能の低下が認められる・境界状態にある・認知症の疑いがある等）
⑦認知症ではない

所見（現病歴、現在症、重症度、現在の精神状態と関連する既往歴・合併症、身体所見などについて記載する。記憶障害、見当識障害、注意障害、失語、失行、失認、実行機能障害、視空間認知の障害等の認知機能障害や、人格・感情の障害等の具体的状態について記載する。）

図27 警察庁から出されている診断書

3．身体・精神の状態に関する検査結果（実施した検査にチェックして結果を記載）
　　□　認知機能検査・神経心理学的検査
　　　　□　MMSE　　□　HDS-R　　□　その他（実施検査名　　　　　　　）

　　　　□　未実施（未実施の場合チェックし、理由を記載）

　　　　□　検査不能（検査不能の場合チェックし、理由を記載）

　　□　臨床検査（画像検査を含む）
　　　　□　未実施（未実施の場合チェックし、理由を記載）

　　　　□　検査不能（検査不能の場合チェックし、理由を記載）

　　□　その他の検査

4．現時点での病状（改善見込み等についての意見）
　＊前頁2⑤に該当する場合（甲状腺機能低下症、脳腫瘍、慢性硬膜下血腫、正常圧水頭症、頭部外傷後遺症等）のみ記載
　(1)認知症について6月以内［または6月より短期間（　　　ヶ月間）］に回復する見込みがある。
　(2)認知症について6月以内に回復する見込みがない。
　(3)認知症について回復の見込みがない。

5．その他参考事項

以上のとおり診断します。　　　　　平成　　　年　　　月　　　日
病院または診療所名称・所在地

担当診療科名

担当医氏名

＊A4版表裏印刷で使用。A4版2枚の場合は要割印。A3版1枚印刷も可。

図27　（続き）警察庁から出されている診断書

診　断　書

愛知県公安委員会提出用⑧

1　氏名
　　　　　　　　　　　　　　　　　　　　　男・女
　　生年月日
　　　　　　M・T・S・H　　　年　　　月　　　日　（　　歳）
　　住所

2　医学的判断
　　病　名　（該当する病名等にチェック）
　　□　①　アルツハイマー型認知症　　　□　②　レビー小体型認知症
　　□　③　血管性認知症　　　　　　　　□　④　前頭側頭型認知症
　　□　⑤　その他の認知症（　　　　　　　　　　　　　　　　）
　　□　⑥　認知症ではないが認知機能の低下がみられ、今後認知症となるおそれがある（軽度の認
　　　　　　知機能の低下が認められる・境界状態にある・認知症の疑いがある等）
　　□　⑦　認知症ではない（認知機能に低下があるとはいえない。）

　　総合所見（現病歴、現在症、重症度、現在の精神状態と関連する既往症・合併症、身体所見などに
　　　　　　ついて記載）

　　認知機能障害等の状態（症状があるものにチェック）
　　□　記憶障害　　　　　　　　　　　　　│　□　見当識障害
　　　　□　物忘れ　□　同じ事を何度も言う　│　　　□　日付の誤認　□　道がわからなくなる
　　　　□　その他（　　　　　　　　　　）　│　　　□　その他（　　　　　　　　　　　）
　　□　実行機能障害（生活障害）　　　　　　│　□　理解・判断力の低下
　　　　□　買い物ができない　□　着衣の異常│　　　□　交通違反・事故、万引き
　　　　□　入浴ができない　□　料理ができない│　　□　その他（　　　　　　　　　　　）
　　　　□　その他（　　　　　　　　　　）　│　□　精神障害
　　□　行動障害　　　　　　　　　　　　　　│　　　□　妄想(物盗られ・被害)　□　怒りっぽい
　　　　□　暴力行為　□　徘徊　□　不潔行為│　　　□　幻覚
　　　　□　その他（　　　　　　　　　　）　│　　　□　その他（　　　　　　　　　　　）
　　□　その他（言語の障害、失行、失認、視空間認知の障害など）

図28　愛知県版診断書

3 身体・精神の状態に関する検査結果（実施した検査にチェックし、結果を記載）
　　○　認知機能検査・神経心理学的検査
　　　　□　MMSE（検査日　　年　　月　　日　結果　　／　　点）
　　　　□　HDS-R（検査日　　年　　月　　日　結果　　／　　点）
　　　　□　その他（実施検査名　　　　　　　　　　　　　　　　）
　　　　　　　　　（検査日　　年　　月　　日　結果　　／　　点）
　　　　□　未実施（未実施の場合チェックし、理由を記載）
　　　　□　検査不能（検査不能の場合チェックし、理由を記載）
　　　　※　検査結果に関する所見又は未実施若しくは検査不能の理由

　　○　臨床検査（画像検査を含む）
　　　　□　CT　□　MRI　□　SPECT
　　　　□　その他（　　　　　　　　　　　　　）
　　　　□　未実施（未実施の場合チェックし、理由を記載）
　　　　□　検査不能（検査不能の場合チェックし、理由を記載）
　　　　※　検査日、検査結果及び結果に関する所見又は未実施若しくは検査不能の理由

　　□　その他の検査

4 現時点での病状（改善の見込み等についての意見）
　※　病名が「⑤その他の認知症」に該当する場合（甲状腺機能低下症、脳腫瘍、慢性硬膜下血腫、正常圧水頭症、頭部外傷後遺症等）のみ記載（該当するものにチェック）
　　　□　ア　認知症について６月以内［または６月より短期間（　　ヶ月間）］に回復する見込みがある。
　　　□　イ　認知症について６月以内に回復する見込みがない。
　　　□　ウ　認知症について回復の見込みがない。
5 その他参考事項
　　○　FAST(Functional Assessment Staging)　　（□1 □2 □3 □4 □5 □6 □7 ）
　　○　認知症高齢者の日常生活自立度　　（□自立 □Ⅰ □Ⅱa □Ⅱb □Ⅲa □Ⅲb □Ⅳ □M ）

専門医・主治医として以上のとおり診断します。　　　　平成　　年　　月　　日
病院または診療所の名称・所在地

担当診療科名

担当医氏名　　　　　　　　　　　　　　　　　　　　　印

図28　（続き）愛知県版診断書

なぜ愛知県版を作成したか．そのきっかけは 図29 の診断書記載ガイドラインである．このガイドラインの最大の問題は所見の部分である．具体的な記載例として，注意障害があればその内容と程度の記載，失語があればその内容を記載，失行があればその内容の記載など9項目にわたり高次脳機能の状態を記載するよう指示されている．このガイドラインに従うと，かかりつけ医・非専門医が診断書を作成するためには，失語とはなにか，失行とはどういう病態を指すのかなどの専門的知識を知らないとならないことになる．認知症を専門とされない先生方に広く診断書作成をお願いするにはあまりにも不親切な診断書記載のガイドラインと言わざるを得ない．このようなガイドラインでは，かかりつけ医・非専門医の先生方が診断書を作成する際の役に立たないのではなかろうか．その理由からより簡便な愛知県版を作成する動機となったのである．

診断書作成を依頼されたときの対応

　診断書作成の依頼があったとき，われわれ医師の選択肢は3つである．まず，作成依頼を断る選択肢である．自分は認知症診療について専門家ではない，不得手であるなどの理由を伝えて作成をお断りするのである．かかりつけ医・非専門医にとってこの選択肢は最も無難であり，後々のトラブルを避けることができる．ふたつめは，作成依頼を受けてご自身で診断書を作成する選択肢である．長年通院してきている家族から頼まれたときなどはなかなか断りにくいものである．この場合には，後でトラブルにならない作成を心がけるべきである．3つめは，ご自分で作成せず認知症専門医療機関に紹介しそこで作成を依頼する選択肢である．

自身で作成できる患者と認知症専門医療機関に任せたほうがよい患者を区分けする

　ご自身で診断書を作成してもよいと考えている医師であっても，作成できる事例と認知症専門医療機関に紹介したほうがよい事例を区分けすべきである．表11 は，その区分けを示したものである．ご自身で作成できる事例として，認知症専門医療機関などですでに認知症と診断され先生の外来でフォローして

別添2

診断書記載ガイドライン（都道府県公安委員会提出用）

1．氏名	男・女
生年月日	M・T・S・H　年　月　日　（　　歳）
住所	

2．診断
- 認知症とは、介護保険法第5条の2に規定する認知症をいう。
① アルツハイマー型認知症
② レビー小体型認知症
③ 血管性認知症　　　　　　　　該当する診断名の番号を〇で囲む
④ 前頭側頭型認知症
⑤ その他の認知症（　　　　　　　　　　　　　　　）
⑥ 認知症ではないが認知機能の低下がみられ、今後認知症となるおそれがある（軽度の認知機能の低下が認められる・境界状態にある・認知症の疑いがある等）
⑦ 認知症ではない
- ⑥を選択した場合、原則として6か月後に臨時適性検査等を行うこととされている。

所見（現病歴、現在症、重症度、現在の精神状態と関連する既往症・合併症、身体所見などについて記載する。記憶障害、見当識障害、注意障害、失語、失行、失認、実行機能障害、視空間認知の障害等の認知機能障害や、人格・感情の障害等の具体的状態について記載する。）
- どのような日常生活上の変化がいつ頃からみられたか。
- 本診断書作成時の状態
- 認知症の重症度（Clinical Dementia Rating (CDR), Functional Assessment Staging (FAST)など、あるいは、必ずしも重症度の基準ではないが、認知症高齢者の日常生活自立度を記載。
- 同居・独居の有無、介護者の有無など
- 記憶障害はその内容と程度を記載
- 見当識障害はその内容と程度を記載
- 注意障害はその内容と程度を記載
- 失語があればその内容を記載
- 失行があればその内容を記載
- 失認があればその内容を記載
- 実行機能障害があればその内容と程度を記載
- 視空間認知の障害があればその内容と程度を記載
- 人格・感情の障害等があればその内容と程度を記載

図29 診断書記載ガイドライン

3．身体・精神の状態に関する検査結果（実施した検査にチェックして結果を記載）
- 認知機能検査・神経心理学的検査、臨床検査（画像検査を含む）は原則として全て行う
  - ☐ 認知機能検査・神経心理学的検査
    - ☐ MMSE   ☐ HDS-R   ☐ その他（実施検査名   ）

    - ☐ 未実施（未実施の場合チェックし、理由を記載）

    - ☐ 検査不能（検査不能の場合チェックし、理由を記載）

- 診断時に行われた認知機能検査(MMSE, HDS-R(改訂長谷川式簡易知能評価スケール)等)の該当するものをチェックし、結果を記載
- 未実施・検査不能の場合にはその理由を記載（本人が拒否など）
  - ☐ 臨床検査（画像検査を含む）
    - ☐ 未実施（未実施の場合チェックし、理由を記載）

    - ☐ 検査不能（検査不能の場合チェックし、理由を記載）

- 認知症の診断と関連する臨床検査結果（頭部 CT、MRI、SPECT、PET 等の画像検査、あるいは特記すべき血液生化学検査、脳脊髄液検査など）を記載
  - ☐ その他の検査
- 上記以外の検査結果（MIBG 心筋シンチグラフィー等）を記載

4．現時点での病状（改善見込み等についての意見）
　＊前頁2⑤に該当する場合（甲状腺機能低下症、脳腫瘍、慢性硬膜下血腫、正常圧水頭症、頭部外傷後遺症等）のみ記載
　(1) 認知症について6月以内[または6月より短期間（　　　ヶ月間）]に回復する見込みがある。
- (1)を○で囲んだ場合には、括弧内に当該期間（1月～5月）を記載する。
　(2) 認知症について6月以内に回復する見込みがない。
　(3) 認知症について回復の見込みがない。

該当する番号を○で囲む

5．その他参考事項
- 4．再診断の場合で前回(1)と診断し、再度(1)の診断をする場合には、2の診断の所見欄に前回の見込みが異なった理由を具体的に記載する。理由の記載がない場合、または合理的な理由がない場合には(2)または(3)として扱われる可能性がある。

以上のとおり診断します。　　　　　　　　　　　　　　　　　　　　平成　　年　　月　　日

病院または診療所の名称・所在地
　認知症疾患医療センターに指定されている機関である場合にはその旨についても記載する。
担当診療科名

担当医氏名
　日本認知症学会、老年精神医学会等の学会認定専門医である場合にはその旨を記載する。

＊A4版表裏印刷で使用。A4版2枚の場合は要割印。A3版1枚印刷も可

図29 （続き）診断書記載ガイドライン

表11 非専門医が診断書を作成できる患者と紹介すべき患者を区分けする

作成してもよい患者
- 認知症専門医療機関などから紹介され認知症の診断が確定している患者
- 明らかに認知症の病像を示す初診患者（もの忘れ＋物盗られ妄想，など）
- 中等度以上に進行している認知症患者
- HDS-R が 15 点未満（目安）の初診患者

作成にリスクのある患者
- 認知症か加齢に伴うもの忘れかの区別が困難，軽微，軽度の段階
- 軽度認知障害（MCI）と思われる患者
- 本人に病識が欠ける，診断書作成に関して納得していない患者
- HDS-R が 20 点前後の患者

表12 アルツハイマー型認知症と考えてよい行動・精神の変化

- 1時間前に食事をしたことを忘れて再度食事を摂ろうとする
- 物盗られ妄想が頻繁
- 何度も迷子になる，そのために警察のお世話になったこともある．
- 真夏なのにセーターを着ている．真冬に窓をあけたままストーブをつけている．
- 重ね着が多い，前後反対，裏返しに衣服を着ていることが多い．
- 以前は入浴好きだったが今はほとんど風呂に入らない．風呂で体を洗わない．入浴後にタオルで体を拭くことができない．
- 人身事故を起こしたことを全く覚えていない．生死に関わる病気や手術をしたことを覚えていない．
- タンスの中身を出したり入れたりの行動を何時間でもしている．
- 深夜から明け方に無断外出がみられる，外出の理由を述べることができない．
- 高価な品物を購入したのに，そのことを覚えていない．自分は買っていないと言い張る．

いる患者があげられる．この場合には診断名を誤る可能性が低く，病歴なども紹介状に添付されていることから診断書作成は容易であろう．2番めは，初診あるいは再来患者を問わず認知症として典型的な病像を示す患者である．たとえば，もの忘れに加えてこの半年間で5回も徘徊がありその都度警察に保護されている患者，もの忘れに加えて物盗られ妄想が活発な患者などは認知症との診断を下すことに苦慮することはないであろう．**表12**にアルツハイマー型認知症と考えてよい行動や精神の変化を示した．このような変化を示す高齢者

表13 年齢層別にみた健常者161人におけるHDS-Rの得点分布

	30歳代 (2)	40歳代 (8)	50歳代 (12)	60歳代 (30)	70歳代 (80)	80歳代 (28)	90歳代 (1)	全体 (161)
15					2	1		3
16								
17					3			3
18					1	2		3
19				2	1			3
20				1	6			8
21					4	3		7
22					3	1		4
23				1	2	1		4
24		1	1	1	5	1		9
25					2	5		7
26			2	5	12	3	1	23
27		1	4	3	10	4		22
28			1	8	8	1		18
29		1	3	5	13	3		25
30	2	5	1	4	8	2		22
平均得点	30.0	28.8 ±2.2	27.4 ±1.7	26.8 ±3.1	25.3 ±4.0	24.6 ±3.9	26.0	25.9 ±3.7

（　）内は人数

では，認知症，とくにアルツハイマー型認知症の診断は容易である．3番めとして，中等度以上に進展している認知症も診断に迷うことは少ない．認知症は進行するほど典型的な病像を示すことから診断は比較的容易である．改訂長谷川式簡易知能評価スケール（HDS-R）が15点未満の患者は認知症と判断してほぼ間違いない．表13は，著者の外来で健常者（非認知症）と判断した161名における年齢層別にみたHDS-Rの得点分布を示したものである．健常者であっても20名では認知症疑いと判断される20点以下しか獲得できないことが看取できる．しかしながら健常者で14点以下を示す者はいなかった．大雑把な判断と批判されるかもしれないがHDS-Rが14点以下を示す患者は認知症と診断してよいように感じている．ちなみに表14は，健常者（非認知症）と判断した182名における年齢層別にみたMMSEの得点分布を示したものである．14名は非認知症と判定される24点以上を獲得できていない．しかしながら18点以下であった健常者はいない．HDS-Rと同様に荒っぽく判定する

表 14 年齢層別にみた健常者 182 人における MMSE の得点分布

	30 歳代 (2)	40 歳代 (8)	50 歳代 (12)	60 歳代 (36)	70 歳代 (89)	80 歳代 (33)	90 歳代 (2)	全体 (182)
得点								
18								
19						1		1
20						1		1
21					1			1
22					3	1		4
23					4	3		7
24			1	2	8	4		15
25			2	2	8	3		15
26		1	1	7	18	2		29
27		1	1	3	9	4	1	19
28				4	7	5		17
29		1	4	11	12	6		33
30	2	5	3	7	19	3	1	40
平均得点	30.0	28.9 ±1.6	27.8 ±2.2	27.8 ±1.8	26.9 ±2.4	26.2 ±2.9	28.5 ±2.1	27.2 ±2.5

川畑信也, 他. Mini-Mental State Examination (MMSE). 痴呆症学 1. 東京：日本臨牀社；p192-7, 2003 から再掲.

ならば MMSE が 18 点以下の場合には認知症と判断してよいだろう．

　一方，認知症専門医療機関に紹介したほうがよい事例としては，認知機能の低下が軽微，軽度の患者があげられる．認知機能障害が軽微，軽度の段階では，認知症に進展しているのか加齢に伴うもの忘れ（生理的老化）なのかを判断することが難しい．認知症診療に不慣れな先生にとっては判断を誤る可能性も否定できない．また，HDS-R や MMSE だけでは判断に苦慮する場合も多く詳細な神経心理検査や脳機能画像検査が求められることから認知症専門医療機関に紹介するほうがよいであろう．軽度認知障害（mild cognitive impairment：MCI）が疑われる患者も紹介をしたい．MCI の診断には，WMS-R などのように純粋に記憶機能を評価する検査が必須なことから HDS-R あるいは MMSE のみで MCI の判断をすることはできない．HDS-R が 20 点前後の患者も要注意である．図30 は，アルツハイマー型認知症 1,090 名の初診時における HDS-R の得点を重症度別に示したものである．軽微の段階では 6 割，軽度でも 2 割

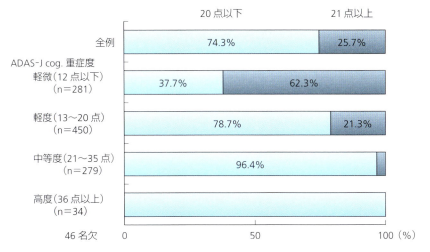

図30 アルツハイマー型認知症 1,090 名における HDS-R の状況

の患者で 21 点以上を獲得していることがわかる．アルツハイマー型認知症では，軽微，軽度の段階では HDS-R にて 21 点以上を獲得できる患者が少なからずみられること，健常者でも 20 点を下回る患者が少数ではあるが存在していることから，HDS-R が 20 点前後の患者群においては，アルツハイマー型認知症と非認知症が混在していることになる．これらの患者群では HDS-R のみで認知症の有無を判断することが，困難であり，認知症専門医療機関で詳細な診療が必要になってくる．

ご自身で診断書を作成しようと考えている先生方にとって，ご自身の外来で診断書を作成できる患者と認知症専門医療機関に紹介しそこで正確な診断と診断書作成をお願いする患者とを区分けすることが，その後のトラブルに巻き込まれない対策といえる．

日本医師会作成の手引きの問題点と注意点

今回の道路交通法の改正に対応して日本医師会が「かかりつけ医向け　認知症高齢者の運転免許更新に関する診断書作成の手引き」を作成し全国に配布しているが，長年認知症診療に従事してきた著者からみるといくつか納得のでき

ない提言が含まれ，これを参考に診断書を作成すると後々トラブルになる危険性もあるのでそれらについて著者の個人的な見解を述べておきたい．

1) 診断書作成にあたって画像検査は必須ではないが認知機能検査は必ず実施する

　この提言は非常に大きな問題を含むと著者は考えている．認知症診療では脳形態画像検査（CT, MRI）は必須であることを強調したい．著者は，もの忘れ外来で 7,000 名を超える受診者を診療してきたが，脳形態画像検査を施行しないで認知症と診断した患者は 1 人もいない．脳形態画像検査なくして認知症の診断をしてはならないことを強調しておきたい．著者は，脳形態画像検査で認知症の有無を判断できるとは考えてはいないし判断すべきではないと思っている．ではなぜ脳形態画像検査が必須なのか？　それは頭蓋内の器質的疾患，治療可能な病態を除外するために脳形態画像検査を施行するのである．一見すると典型的なアルツハイマー型認知症の病像を示す患者でも脳腫瘍や慢性硬膜下血腫などをもつ可能性がゼロではない．病態はアルツハイマー型認知症であっても治療可能な病態を合併している可能性があるかもしれない．認知症と診断した時点で頭蓋内に治療可能な病態はなかったことを担保するために脳形態画像検査を施行すべきである．運転免許に関連する診断書作成の際にも必ず脳形態画像検査は施行すべきであって必須ではないという意見に著者は与しない．

2) 認知機能検査で「第一分類」と判断されている高齢者で医療機関受診時に実施した認知機能検査（HDS-R または MMSE）が 20 点以下であれば認知症の可能性が高い

　原則的にはこのように考えることに誤りはないと思うが，実際の臨床でそのように単純に割り切って考えることは誤診を招くことになるので注意が必要である．20 点以下でも非認知症が混在している可能性を排除できないこと，難聴などで検査の声を聞き分けられず得点が低くなった可能性があること，検査当日の体調や気分，検査環境の良否など多くの要因で認知機能検査（神経心理検査）の得点は変動することを複合的に勘案すると cut off point の 20 点以下であれば認知症の可能性が高いと軽々に言うべきではない．認知症の判断は，

病歴と問診・診察，神経心理検査，脳画像検査から総合的に下していくのが原則である．

 3）認知機能検査（HDS-R または MMSE）が概ね 21 点以上かつ概ね 25 点以下で，進行性の認知機能低下があれば，MCI の可能性を検討する

　この文章も認知症診療の立場からなかなか解釈が難しいところである．そもそも MCI の診断を HDS-R あるいは MMSE だけで下すことは困難ではなかろうか．MCI の中で最も多いタイプである健忘型 MCI は，記憶障害の病態から判断すべきであって HDS-R あるいは MMSE の総得点だけから判断を下すことは不可能といえる．かかりつけ医・非専門医に広く診断書作成をお願いしたい日本医師会の立場は十分理解できるが MCI を含めた認知症診療の本質をやや軽視した考え方ではなかろうか．MCI あるいは認知症と診断を下すためにはより慎重な診療態度が求められると著者は考えている．

診断書作成に伴うリスクを考える

　運転免許に関連する診断書を作成した場合，医師にはどのようなリスクがあるのだろうか．以下で著者の私見を述べてみたい．
① 認知症患者を MCI あるいは非認知症と誤診をしたときのリスク．医学的診断に関する誤りは許容されるかもしれないが，仮にその患者が人身事故を起こしたとき，初診の時点で認知症と診断されていれば免許の取消し処分を受け運転をできなかったことから人身事故も起こさなかっただろうと患者側からクレームが出るかもしれない．
② 非認知症を認知症と診断したときのリスク．この場合には，運転免許が一定期間取消しになるが，後日認知症ではないと判明したときにはその間の運転ができなかったことに対する補償を求められるかもしれない．
③ 患者あるいはその家族とトラブルになるリスク．患者ならびに家族は，車の運転を継続したい，運転できないと困るとの思いをもっている．そのときに認知症であるとの医師の診断書作成によってその思いが断ち切られることになる．患者に怒りや暴言などの感情的反応がみられトラブルになる可能性を排除できない．

CASE 10　診断に納得しない78歳，男性

　妻からの病歴では，部品会社を経営しているが仕事の上で大きな支障を指摘されたことはない，家庭内の生活にも支障を感じていない．もの忘れもそれほど気にはならない．本人は，自分は病気ではないのになんでこんなところに連れて来られたのか納得がいかないと述べ，ややけんか腰の様子であった．問診では，日時や曜日等は正答していたが，患者の後部に位置していた保健師の話では，手のひらに日時等を書いており，それをカンニングしながら答えていたと証言している．前日の夕飯や当日の朝食の内容を全く想起できなかった．前日の生活の陳述ではあやふやな内容ばかりを述べていた．診察を継続するにつれて，患者は，自分は病気ではない，警察の取り締まりをなじる言動を頻繁に繰り返し，車の運転ができないと会社がつぶれる，取引先と相談するなどと言い逆上し始め，最後には診察机を小物入れで叩いて診察室から出て行ってしまった．診察室を出た後も待ち合いで興奮し，「あの医者は警察出の医師だな」などの発言を繰り返していた．

自主返納を勧める

　以前には運転免許証について申請による失効の手続きが法律で定められていなかったが，1998年4月施行の改正道路交通法によって初めて申請による免許の取消し，いわゆる自主返納の道が開けるように法整備がなされた．その後，2002年には運転経歴証明書（運転免許を保有していた事実を証明する書面）の交付を公安委員会に申請できるようになった．運転経歴証明書は，免許証の自主返納後5年以内ならば申請が可能である． 図31 は，運転免許証の自主返納件数の年次推移を示したものである．2016年度では，2008年度に比して10倍以上の運転者が自主返納を行っている．

　運転免許に関連する診断書作成を依頼されたとき，患者ならびに家族にこの

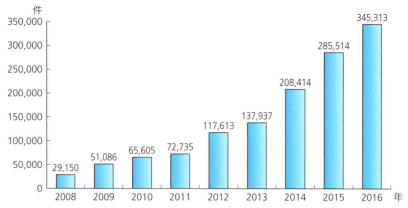

図31 運転免許証の自主返納件数の年次推移
（高齢運転者に係る交通事故の現状と対策　警察庁 2017 年 1 月 16 日などから著者作成）

　自主返納制度が存在することを説明し，納得するならばこの制度を利用することで診断書作成に伴うトラブルを避けることができる．運転を継続している高齢者には運転をしなければならない理由をもつことが多い．**表15** は，高齢運転者が運転を止めない主な理由を示したものである．最も多い理由は，車を運転しないと買い物や通院などができず生活に困ることがあげられる．移動の手段あるいは生活の手段として車を運転していることから，運転ができないと生活が成り立たないのでなかなか自主的に運転を止める状況にならないといえる．さらに認知症に進展すると自己の能力低下に対する認識の低下，欠如から，自分はきちんと運転ができる，運転に際して危ないことはないと思い込んでいる場合が少なくない．車庫入れの際に物損事故を起こしても自分ではないと言い張ることもある．そのように考えている認知症患者に運転を止めるよう伝えてもなかなかうまくいかないことのほうが多いかもしれない．

表15　高齢運転者が運転を止めない，免許返納をしない主な理由

- 日常の生活や仕事などに必要だから
- 自分の運転技術に自信があるから
- 配偶者や孫の送迎に必要だから
- 前回，免許更新ができたから，お国のお墨付きがあるから．
- 運転が楽しい，気晴らしになるから
- 免許証が身分証明書代わりだから

表16 自主返納の勧めかたの実際

- 年齢，運動機能の衰えを強調して勧める：「お歳も80歳になったことですし，高齢になると運動機能の低下，反射が遅くなるなど運転技術が拙劣になってきます．大きな事故，とくに人身事故を起こしてはいけないので，早めに運転免許証を返納しておきましょう」
- 交通事故の重大さを強調して勧める：「高齢になって重大な交通事故，とくに人身事故を起こすとあなたの人生に大きな傷がついてしまいます．家族も大変悲しみます．そうならないように早めに自主返納をしましょう」
- 賠償金や罪の重さを強調して勧める：「人身事故を起こすと，莫大な賠償金を払わないといけなくなるかもしれません．家族の金銭的な負担も大です．さらに刑事罰も大変重くなるかもしれません．高齢になってそれは辛いのではありませんか」

　患者ならびに家族に運転免許の自主返納を勧める際の実際の説明のしかたを表16に示した．まずは，年齢や運動機能の衰えを強調し自主返納を勧めるのであるが，なかなか当事者は納得しないことが多い．次いで交通事故の重大さを強調し返納を勧めることになる．それでも納得しない場合には，交通事故を起こしたときの賠償金や罪の重さをやや誇張しながら説得するのがよいかもしれない．

　免許証の返納を患者が受け入れたときには，その日のうちに所轄の警察に出向いて自主返納を実行するよう伝える．なぜならば，翌日になると気持ちが変わる，前日のことを忘れてしまい，やはり免許証の返納はしないと言い出すおそれがあるからである．

事例からみた自動車運転を止めさせる方法とは

　家族から自動車の運転を止めるよう医師から患者に言ってほしいと依頼されることがしばしばあると思われる．自身の能力低下を認識していない患者に自動車の運転を止めさせるのは実際に難しい場合が少なくない．ここでは，自動車の運転を止めさせる方法あるいはその指導について考えてみる．まず実例を呈示し指導を考えることにする．

CASE 11 79歳，男性．運転を止めないアルツハイマー型認知症

77歳時，アルツハイマー型認知症と診断され抗認知症薬が開始された．家族から車の運転で相談を受けた．1年前から車の運転に異常な執着を示し1日15時間以上車の運転をすることもある．軽トラックに乗ってバイパスでは時速100km，一般道でも70kmで走り回り，1日の走行距離が200km以上に及ぶことがしばしばあり，月のガソリン代が4万円を超えている．車を購入して2年にすぎないが，すでに64,000km走行している．先日も朝から車を運転して出て行き，道に迷ったのかあちこち運転したあげく深夜12時に帰宅した．自分は運転に自信があると言い張っているが，頻繁に自損事故も起こしていることから家族は運転を止めさせたいと考えている．

診察後，直ちに車の運転を止めるよう患者に指示した．しかし，患者は，どうして自分が運転をしてはいけないのか，運転になんの問題もないと言い張り運転を止めることを納得しない．患者の車を処分してはどうかと伝えたところ家族から，「自営業をしていて軽トラックやダンプカーなどが5台あり，仕事のために複数の人間が運転に関わっているので，処分は難しい」と言われた．患者から鍵を取り上げたらどうかと提案したところ，「仕事の関係で複数の車ではエンジンをかけたままの状態になっているので，鍵を取り上げてもあまり効果はない」との返事だった．この患者には，認知症の検査結果を説明し，アルツハイマー型認知症であると病名を告知したうえで，認知症に進展した患者は車の運転をしてはならないと法律で定められていることをやや口調を強くして指導し運転禁止を厳命した．その後，運転はしていないとのことである．

CASE 12　78歳，男性．アルツハイマー型認知症

　数年前から車庫入れのときに車をぶつけることが多くなり，妻が車の運転を控えるように伝えるが，そのたびに患者は，「うるさい，俺は運転に自信がある！文句言うならば，外出のときにはいつもタクシーを使うぞ！」と威嚇することが多いのでどうにもならない状態だった．患者の兄に相談した上で，兄が車を使うからと言って患者の車を借り上げた．しばらくは患者も納得していたが，1カ月後には兄や妻に車の返却を執拗に迫り，要求が通らないと妻に暴力行為がみられるようになった．

　妻によると，患者は医師の言うことならばよく聞くとのことだったので，「もの忘れが目立つので自動車の運転は危険です．今後，医学的な見地から車の運転は禁止です．車の運転をしてはいけません．主治医（川畑信也）の厳命です」との内容で診断書を作成した．患者が運転をすると言うときにこの診断書を見せると，渋々ながら納得をして運転をしないようになった．数カ月したら運転をすること自体を忘れてしまい，運転をするとは言わなくなった．

運転を止めさせるための対策

　一般的に考えられる運転を止めさせる対策を 表17 に示した．原則は，患者に納得してもらった上で運転を止めさせることである．病名を告知する場合には，認知症と診断されると法律で運転は禁止されていると伝えるとよい．一方，病名を告知しない場合には，なんらかの理由をあげて運転をしてはならないことを患者に伝えて納得してもらう必要がある．著者は，「診察の結果，あなた（患者）にはややもの忘れがみられるようです．もの忘れがあると運転でとっさの場合の判断が低下し，大きな事故を起こす可能性があります．また，歳も取ってきていますので運動神経の低下もあり，頭で考えていることがスムーズに運転に結びつかないこともあります．事故などを起こす前にそろそろご自分で運転をすることを止めるようにしましょう．いや止めるべきです」と伝え，

表17 運転を止めさせたいなどの相談を受けた際の介護指導

- 認知症と診断された場合には，法律で車を運転してはいけないことが決まっていると伝えて運転を止めさせる．
- 加齢に伴って運転技能が低下してくる，昨今の高齢者の運転に伴う事故を話して，運転を止めるよう指導する．
- 車の鍵を隠す，車のエンジンがかからないように工夫する，廃車にする，駐車場で運転席側を車庫ギリギリに駐車し運転席のドアが開かないようにするなど．
- 物損事故で保険がきかなくなったと説明する．
- 運転を止めた後の交通手段の代替方法を説明する．運転が日常の移動手段の場合，代わりの移動手段を見つけてあげる必要がある．
- 認知症が進行しないように次の生きがいをみつけるお手伝いをする．

運転を止めるよう指導している．

　アルツハイマー型認知症では，記憶障害のために前日いわれたことを忘れてしまうことがしばしばある．診察室で医師から運転禁止を言われ，その場では納得しても翌日には運転禁止といわれたことを忘れてしまうかもしれない．そのときには，前もって作成された医師の診断書をみせることで患者は運転禁止を思い出し運転を思いとどまることがあるかもしれない．車を使えない工夫をするよう家族に指導をするのもよい対策といえる．たとえば，運転席側を駐車場の際ぎりぎりに止めて運転席側のドアが開かないように駐車する．健常者は運転席側のドアが開かないときには助手席のドアを開けて運転席に移る方法を考えるが認知症患者ではそこまで思いつかないことが多い．ドアが開かないと言って運転を諦めるかもしれない．運転免許更新の際の認知機能検査を利用して止めさせる方法や任意通報制度を利用するのもよい．

　しかし，上記の対策を講じても運転を止めない患者も数多くみられる．認知症患者が仮に人身事故などを起こした際，診療していた医師も民事裁判などで訴えられる可能性がゼロではない．診療カルテに患者ならびに家族に運転をしてはならないと話したことを記載しておくことが必須である．医師が運転をしないよう指導したにもかかわらず，認知症患者が運転をして人身事故を起こした場合の責任は患者ならびにその家族が全面的に負うことになる．

運転を止めると認知症は進行するのか

　外来で認知症と診断し，車の運転を止めさせるよう家族に伝えると，「車の運転を止めると認知症が進みませんか」「運転をすることで認知症の進みが遅いのではありませんか」などとしばしば家族から質問を受ける．車の運転を止めることで認知症が進行するとの医学的なデータはないと思われるが，運転をすることで適度な刺激あるいは緊張感が保たれることで患者が一見しっかりしている印象はあるかもしれない．また，家族から「運転を止めたことで，なにもしなくなりました，認知症が進んだようです」と言われることも想定される．運転をしなくなると，その分だけ自分でなにもしない時間が増えることから，認知症が進んだようにみえるのだろうと思われる．それでも認知症患者の運転は法律的に禁止されていること，交通事故を起こす危険性があることから，認知症と診断された場合，運転免許証の返上あるいは取り消しを家族が進んで行うのが妥当な選択肢ではなかろうか．

CHAPTER VII 事例から診断書作成を考える

本章では，著者の経験した事例を通じて運転免許に関連する診断書作成のポイントや注意点などについて考えていく．

まず診断書を作成する際のポイントを列挙する．

① 患者の氏名，生年月日，住所の記載をする．ここでの問題はないであろう．

② 医学的判断　病名の欄では，該当する病名にチェックを入れる．アルツハイマー型認知症を始めとする4疾患の診断が確定している場合には，いずれかにチェックを入れることになるので問題はないと思われる．その他の認知症は，脳腫瘍や特発性正常圧水頭症などの治療可能な認知症あるいは皮質基底核変性症などの特殊な認知症の病名を記載することになるのでかかりつけ医・非専門医の先生方の外来では診断が難しいことが多いと思われる．かかりつけ医・非専門医の先生方がこの欄を記載することはまずないであろうし，この欄に記載する必要のある患者は認知症専門医療機関に紹介をしたほうがよい．「認知症ではないが認知機能の低下がみられ，今後認知症となるおそれがある」は，いわゆる軽度認知障害（mild cognitive impairment: MCI）に該当する病態と考えればよいだろう．非認知症は，文字通り認知症ではない，健常高齢者と判断したときにチェックを入れることになるが，ここにチェックを入れる際には診察結果によほどの自信がなければならない．

③ 総合所見の欄はかなり広いスペースになっているが，かかりつけ医・非専門医の先生方が失語や失行，失認，視覚認知障害などの専門的な文言

を記載することは難しいと思われる．そこで，ここには病歴と現在の症状，状態を 3 行から 4 行程度にして記載すればよい．記述に専門的な用語は必要ない．普段使用している平易な表現を用いて記載すればよいと著者は考える．以下に記述例を呈示する．

　例：76 歳頃からしまい忘れやおき忘れなどのもの忘れが目立ち始め，この 2 年間で緩徐に進行している．料理の段取りが拙劣になってきており生活に支障が出てきている．身体的に問題はない．

　例：82 歳頃からもの忘れと物盗られ妄想がみられ始めており家族が困っている．生活面では買い物で同じ食材を何回も買ってくる．CT スキャンではびまん性脳萎縮がみられる．身体的に問題はない．

　例：80 歳頃からもの忘れと幻視がみられ，最近は動作緩慢と手の振戦が出てきた．レビー小体型認知症と診断し外来に通院している．夜寝言が多い．ドネペジル服薬で状態は安定している．

　例：過去 2 回脳梗塞に罹患している．現在，右不全片麻痺と構音障害がみられる．衣服を前後反対に着たりする，裏表の区別がつかない．MRI では，多発性ラクナ梗塞が散見される．HDS-R は 13 点であった．

　例：しまい忘れやおき忘れはみられるが家庭生活に大きな支障はなく社会的な活動でも困ったことはない．身体的に問題はない．CT スキャンで軽度の脳萎縮はみられるが明らかな脳血管障害は認められない．

　以上のように平易な言葉で要領よく記載すればよい．

④ 身体・精神の状態に関する検査結果の認知機能検査の項では施行した HDS-R あるいは MMSE の総得点を記載する．原則としてはいずれかの認知機能検査を施行するのがベターであろうが，著者は，この認知機能検査を必ずしも施行しなくてもよいと考えている．たとえば，認知症に関して言うならば，自分の年齢や誕生日を答えることができない患者では認知症が存在していることは明らかである．また，このような検査を拒否する患者がみられることもある．未実施もしくは検査不能の理由として以下のように記載するとよい．

　例：自分の年齢や誕生日を答えることができないほど認知症は進行していることから HDS-R の検査自体を施行することが困難である．

例：患者は，診察に対して拒否的な態度がみられ，HDS-R などの検査施行は不可能である．しかしながら徘徊の存在などから認知症の存在は明らかである．

⑤ 身体・精神の状態に関する検査結果の臨床検査では，少なくとも CT スキャンは必ず施行し，その結果を記載しておくことが肝要である．自施設に CT スキャンなどの設備がないときには病診連携などを利用し最寄りの医療機関に検査を依頼するとよい．依頼した医療機関からの返書には放射線科医などの所見が添えられているので，それを要約して診断書に記入すればよい．CT スキャンなどの脳形態画像検査を施行できないときには，安易に診断書を作成してはならない．なぜならば脳形態画像検査を施行しないで診断書を作成した場合，後でその診断の精度を問われトラブルになる可能性を完全には排除できないからである．

⑥ 現時点での病状（改善の見込み等についての意見）の欄は，病名の欄で「その他の認知症」にチェックをしたときのみに判断しチェックを入れる．しばしば誤った記入として，病名の欄でアルツハイマー型認知症にチェックを入れ，この欄の認知症について回復の見込みがない，にもチェックを入れている診断書がみられる．整合性としては誤りではないが，アルツハイマー型認知症を含む 4 疾患を病名とした場合にはこの欄の認知症について回復の見込みがない，にチェックを入れる必要はない．

⑦ 重症度について記載する際の簡単な判定方法を述べる．軽度：社会的な活動に支障をきたしているとき（旅先の旅館で迷子になり自室に戻れない，銀行で適切にお金を下ろせないなど），中等度：家庭内の生活で支障をきたしているとき（使い慣れている電子レンジを使えない，料理の段取りが悪いなど），やや高度：本人だけで身の回りのことができない（身体を上手に拭けない，重ね着，尿・便失禁など），高度：身体症状が出現してきた時期，を目安に重症度を判定するとよい．

例：以前は得意だった料理の段取りが悪くなった，新しく買った洗濯機の使い方を覚えることができないことから認知症の重症度は中等度と

判断する．

　　例：最近，しばしば重ね着がみられる．週1回は尿失禁がみられることからやや高度に進展しているアルツハイマー型認知症である．

　　例：金融機関で必要なお金を下ろすことができない，1人での外出に不安があることから軽度のアルツハイマー型認知症と判断する．

　愛知県版の診断書では，その他参考事項として，FAST（Functional Assessment Staging）と認知症高齢者の日常生活自立度を併記していることから，該当するいずれかにチェックを入れればよい．

図32 と 図33 にアルツハイマー型認知症，図34 に認知症ではないが認知機能の低下がみられ，今後認知症となるおそれがある，図35 に非認知症の診断書の例を呈示した．このような様式で診断書を記載していけばよい．

診　断　書

愛知県公安委員会提出用⑧

1　氏名　　　〇〇〇〇　　　　　　　　男・女

　　生年月日　　M・T・Ⓢ・H　10　年　▲　月　▲　日　（　82　歳）

　　住所

2　医学的判断
　　病　名　（該当する病名等にチェック）
　　　☑　①　アルツハイマー型認知症　　□　②　レビー小体型認知症
　　　□　③　血管性認知症　　　　　　　□　④　前頭側頭型認知症
　　　□　⑤　その他の認知症（　　　　　　　　　　　　　　　　）
　　　□　⑥　認知症ではないが認知機能の低下がみられ、今後認知症となるおそれがある（軽度の認知機能の低下が認められる・境界状態にある・認知症の疑いがある等）
　　　□　⑦　認知症ではない（認知機能に低下があるとはいえない。）

　　総合所見（現病歴、現在症、重症度、現在の精神状態と関連する既往症・合併症、身体所見などについて記載）

　　80歳頃からしまい忘れや置き忘れが目立ってきた．最近は前日の行動も覚えていない，日にちを何回も聞いてくるなどもの忘れ症状は進行悪化してきている．この半年で2回ほど迷子になった．身体的に問題はない．

　　認知機能障害等の状態（症状があるものにチェック）
　　☑　記憶障害　　　　　　　　　　　　　☑　見当識障害
　　　　☑　物忘れ　☑　同じ事を何度も言う　　　☑　日付の誤認　☑　道がわからなくなる
　　　　□　その他（　　　　　　　　　）　　　　□　その他（　　　　　　　　　　　）
　　□　実行機能障害（生活障害）　　　　　　□　理解・判断力の低下
　　　　□　買い物ができない　□　着衣の異常　　□　交通違反・事故、万引き
　　　　□　入浴ができない　　□　料理ができない　□　その他（　　　　　　　　　　　）
　　　　□　その他（　　　　　　　　　）　　□　精神障害
　　☑　行動障害　　　　　　　　　　　　　　　　□　妄想（物盗られ・被害）　□　怒りっぽい
　　　　□　暴力行為　☑　徘徊　□　不潔行為　　□　幻覚
　　　　□　その他（　　　　　　　　　）　　　　□　その他（　　　　　　　　　　　）
　　□　その他（言語の障害、失行、失認、視空間認知の障害など）
　　　　[　　　　　　　　　　　　　　　　　　　　　　　　　　　　　　　　　　　　]

図32　診断書

3 身体・精神の状態に関する検査結果（実施した検査にチェックし、結果を記載）
　　○ 認知機能検査・神経心理学的検査
　　　□ ＭＭＳＥ（検査日　　　年　　　月　　　日　結果　　　／　　　点）
　　　☑ ＨＤＳ－Ｒ（検査日　2017年　◇月　◇日　結果　17／30点）
　　　□ そ の 他（実施検査名　　　　　　　　　　　　　　　　）
　　　　　　　　（検査日　　　年　　　月　　　日　結果　　　／　　　点）
　　　□ 未 実 施（未実施の場合チェックし、理由を記載）
　　　□ 検査不能（検査不能の場合チェックし、理由を記載）
　　　※ 検査結果に関する所見又は未実施若しくは検査不能の理由
　　　　HDS-Rでは，3物品の遅延再生が0/6であった．
　　　　野菜名の列挙は3個しか想起できず．

　　○ 臨床検査（画像検査を含む）
　　　☑ ＣＴ　□ ＭＲＩ　□ ＳＰＥＣＴ
　　　□ その他（　　　　　　　　　　　　　　）
　　　□ 未 実 施（未実施の場合チェックし、理由を記載）
　　　□ 検査不能（検査不能の場合チェックし、理由を記載）
　　　※ 検査日、検査結果及び結果に関する所見又は未実施若しくは検査不能の理由
　　　　びまん性脳萎縮はみられるが，脳内に無症候性脳梗塞などの
　　　　局在病変を認めない．

　　□ その他の検査
　　　　甲状腺機能を含む血液検査に異常はない

4 現時点での病状（改善の見込み等についての意見）
　※ 病名が「⑤その他の認知症」に該当する場合（甲状腺機能低下症、脳腫瘍、慢性硬膜下血腫、正常圧水頭症、頭部外傷後遺症等）のみ記載（該当するものにチェック）
　　□ ア　認知症について6月以内[または6月より短期間（　　ヶ月間）]に回復する見込みがある。
　　□ イ　認知症について6月以内に回復する見込みがない。
　　□ ウ　認知症について回復の見込みがない。
5 その他参考事項
　○ ＦＡＳＴ(Functional Assessment Staging)　　（□1 □2 □3 ☑4 □5 □6 □7 ）
　○ 認知症高齢者の日常生活自立度　　（□自立 □Ⅰ □Ⅱa □Ⅱb □Ⅲa □Ⅲb □Ⅳ □M ）

専門医・主治医として以上のとおり診断します。　　　平成　　年　　月　　日
病院または診療所の名称・所在地
　　　　　　　八千代病院　　　安城市住吉町○-○○-○
担当診療科名　　　神経内科

担当医氏名　　　川畑信也　　　　　　　　　　　　　　印

図32　（続き）診断書

診　断　書

愛知県公安委員会提出用⑧

1	氏名　　　　〇〇〇〇　　　　　　　男・女
	生年月日　M・T・Ⓢ・H　13　年　▲　月　▲　日　（　79　歳）
	住所

2　医学的判断
　　病　名　（該当する病名等にチェック）
　　　　☑ ① アルツハイマー型認知症　　□ ② レビー小体型認知症
　　　　□ ③ 血管性認知症　　　　　　　□ ④ 前頭側頭型認知症
　　　　□ ⑤ その他の認知症（　　　　　　　　　　　　　）
　　　　□ ⑥ 認知症ではないが認知機能の低下がみられ、今後認知症となるおそれがある（軽度の認知機能の低下が認められる・境界状態にある・認知症の疑いがある等）
　　　　□ ⑦ 認知症ではない（認知機能に低下があるとはいえない。）

　　総合所見（現病歴、現在症、重症度、現在の精神状態と関連する既往症・合併症、身体所見などについて記載）

　　3年前からもの忘れが目立ってきた．最近は1時間前に食事をしたことを忘れて，また食事を取ろうとする．些細なことですぐに怒り出すので周囲が困っている．妻に2回ほど暴力行為があった．真夏になってもセーターを着ていることもある．

　　認知機能障害等の状態（症状があるものにチェック）
　　☑ 記憶障害　　　　　　　　　　　　☑ 見当識障害
　　　　☑ 物忘れ　☑ 同じ事を何度も言う　　☑ 日付の誤認　□ 道がわからなくなる
　　　　□ その他（　　　　　　　）　　　　□ その他（　　　　　　　）
　　☑ 実行機能障害（生活障害）　　　　　□ 理解・判断力の低下
　　　　□ 買い物ができない　☑ 着衣の異常　　□ 交通違反・事故、万引き
　　　　□ 入浴ができない　□ 料理ができない　□ その他（　　　　　　　）
　　　　□ その他（　　　　　　　）　　　☑ 精神障害
　　☑ 行動障害　　　　　　　　　　　　　　□ 妄想(物盗られ・被害)　☑ 怒りっぽい
　　　　☑ 暴力行為　□ 徘徊　□ 不潔行為　　□ 幻覚
　　　　□ その他（　　　　　　　）　　　　□ その他（　　　　　　　）
　　□ その他（言語の障害、失行、失認、視空間認知の障害など）

図33　診断書

3 身体・精神の状態に関する検査結果（実施した検査にチェックし、結果を記載）
　　○　認知機能検査・神経心理学的検査
　　　□　ＭＭＳＥ（検査日　　　年　　月　　日　結果　　　／　　点）
　　　☑　ＨＤＳ－Ｒ（検査日　2017　年　◇　月　◇　日　結果　15　／　30　点）
　　　□　その他（実施検査名　　　　　　　　　　　　　　　　　）
　　　　　（検査日　　　年　　月　　日　結果　　　／　　点）
　　　□　未実施（未実施の場合チェックし、理由を記載）
　　　□　検査不能（検査不能の場合チェックし、理由を記載）
　　　※　検査結果に関する所見又は未実施若しくは検査不能の理由

　　　HDS-Rで月日と曜日を誤答していた．
　　　3物品の遅延再生が0/6であった．

　　○　臨床検査（画像検査を含む）
　　　☑　ＣＴ　□　ＭＲＩ　□　ＳＰＥＣＴ
　　　□　その他（　　　　　　　　　　　　　　）
　　　□　未実施（未実施の場合チェックし、理由を記載）
　　　□　検査不能（検査不能の場合チェックし、理由を記載）

　　　海馬を含むびまん性脳萎縮はみられるが，脳内に局在病変を認めない．

　　□　その他の検査
　　　甲状腺機能を含む血液検査に異常はない

4 現時点での病状（改善の見込み等についての意見）
　　※　病名が「⑤その他の認知症」に該当する場合（甲状腺機能低下症、脳腫瘍、慢性硬膜下血腫、正常圧水頭症、頭部外傷後遺症等）のみ記載（該当するものにチェック）
　　□　ア　認知症について６月以内[または６月より短期間（　　ヶ月間）]に回復する見込みがある。
　　□　イ　認知症について６月以内に回復する見込みがない。
　　□　ウ　認知症について回復の見込みがない。
5 その他参考事項
　　○　ＦＡＳＴ(Functional Assessment Staging)　　（□1　□2　□3　□4　☑5　□6　□7　）
　　○　認知症高齢者の日常生活自立度　　（□自立　□Ⅰ　□Ⅱa　□Ⅱb　□Ⅲa　□Ⅲb　□Ⅳ　□M　）

専門医・主治医として以上のとおり診断します。　　　　平成　　　年　　　月　　　日
病院または診療所の名称・所在地
　　　　　　八千代病院　　　　安城市住吉町〇－〇〇－〇
担当診療科名　　　　神経内科

担当医氏名　　　　　川畑信也　　　　　　　　　　　　　印

図33　（続き）診断書

診　断　書

愛知県公安委員会提出用⑧

| 1 | 氏名 | ○○○○ | 男・女 |

生年月日　M・T・S・H　14 年　▲ 月　▲ 日　（ 78 歳）

住所

2　医学的判断
　　病　名　（該当する病名等にチェック）
　　　□　①　アルツハイマー型認知症　　　□　②　レビー小体型認知症
　　　□　③　血管性認知症　　　　　　　　□　④　前頭側頭型認知症
　　　□　⑤　その他の認知症（　　　　　　　　　　　　　　　　　）
　　　☑　⑥　認知症ではないが認知機能の低下がみられ、今後認知症となるおそれがある（軽度の認知機能の低下が認められる・境界状態にある・認知症の疑いがある等）
　　　□　⑦　認知症ではない（認知機能に低下があるとはいえない。）

　　総合所見（現病歴、現在症、重症度、現在の精神状態と関連する既往症・合併症、身体所見などについて記載）

77歳頃からしまい忘れや置き忘れが目立ってきた．路上であった知人の名前を思い出せないこともある．日常生活に大きな支障はないが複雑な実行機能にやや難がみられる．もの忘れはみられるが生活上での支障はないことから現時点では認知症の可能性はない．軽度認知障害と診断する．

　　認知機能障害等の状態（症状があるものにチェック）
　　☑　記憶障害　　　　　　　　　　　　　□　見当識障害
　　　　☑　物忘れ　☑　同じ事を何度も言う　　　□　日付の誤認　□　道がわからなくなる
　　　　□　その他（　　　　　　　　　）　　　　□　その他（　　　　　　　　　　）
　　□　実行機能障害（生活障害）　　　　　　□　理解・判断力の低下
　　　　□　買い物ができない　□　着衣の異常　　□　交通違反・事故、万引き
　　　　□　入浴ができない　　□　料理ができない　□　その他（　　　　　　　　　　）
　　　　□　その他（　　　　　　　　　）　　□　精神障害
　　□　行動障害　　　　　　　　　　　　　　　□　妄想（物盗られ・被害）　□　怒りっぽい
　　　　□　暴力行為　□　徘徊　□　不潔行為　　□　幻覚
　　　　□　その他（　　　　　　　　　）　　　　□　その他（　　　　　　　　　　）
　　□　その他（言語の障害、失行、失認、視空間認知の障害など）

図34　診断書

3 身体・精神の状態に関する検査結果（実施した検査にチェックし、結果を記載）
　○ 認知機能検査・神経心理学的検査
　　☑ ＭＭＳＥ（検査日　2017 年 ◇ 月 ◇ 日　結果　24 ／ 30　点）
　　☑ ＨＤＳ－Ｒ（検査日　2017 年 ◇ 月 ◇ 日　結果　21 ／ 30　点）
　　☐ その他（実施検査名　　　　　　　　　　　　　　　）
　　　　　　（検査日　　年　　月　　日　結果　　／　　点）
　　☐ 未実施（未実施の場合チェックし、理由を記載）
　　☐ 検査不能（検査不能の場合チェックし、理由を記載）
　　※ 検査結果に関する所見又は未実施若しくは検査不能の理由
　　　HDS-Rでは，3物品の遅延再生が3/6であった．
　　　野菜名の列挙は7個しか想起できず．

　○ 臨床検査（画像検査を含む）
　　☑ ＣＴ　☐ ＭＲＩ　☐ ＳＰＥＣＴ
　　☐ その他（　　　　　　　　　　　　　　　）
　　☐ 未実施（未実施の場合チェックし、理由を記載）
　　☐ 検査不能（検査不能の場合チェックし、理由を記載）
　　※ 検査日、検査結果及び結果に関する所見又は未実施若しくは検査不能の理由
　　　びまん性脳萎縮はみられるが，脳内に無症候性脳梗塞などの
　　　局在病変を認めない．

　　☐ その他の検査
　　　甲状腺機能を含む血液検査に異常はない

4 現時点での病状（改善の見込み等についての意見）
※ 病名が「⑤その他の認知症」に該当する場合（甲状腺機能低下症、脳腫瘍、慢性硬膜下血腫、正常圧水頭症、頭部外傷後遺症等）のみ記載（該当するものにチェック）
　☐ ア　認知症について6月以内［または6月より短期間（　　ヶ月間）］に回復する見込みがある。
　☐ イ　認知症について6月以内に回復する見込みがない。
　☐ ウ　認知症について回復の見込みがない。

5 その他参考事項
　○ ＦＡＳＴ(Functional Assessment Staging)　　（☐1 ☐2 ☑3 ☐4 ☐5 ☐6 ☐7 ）
　○ 認知症高齢者の日常生活自立度　　（☐自立 ☐Ⅰ ☐Ⅱa ☐Ⅱb ☐Ⅲa ☐Ⅲb ☐Ⅳ ☐M ）

専門医・主治医として以上のとおり診断します。　　　平成　　年　　月　　日
病院または診療所の名称・所在地
　　　　　　　八千代病院　　　安城市住吉町○-○○-○
担当診療科名　　　　神経内科

担当医氏名　　　　　川畑信也　　　　　　　　　　　印

図34　（続き）診断書

診　断　書

愛知県公安委員会提出用⑧

1	氏名	○○○○	男・女
	生年月日	M・T・Ⓢ・H　14 年　▲ 月　▲ 日　（ 78 歳）	
	住所		

2　医学的判断

　　病　名　（該当する病名等にチェック）
　　　□　①　アルツハイマー型認知症　　　□　②　レビー小体型認知症
　　　□　③　血管性認知症　　　　　　　　□　④　前頭側頭型認知症
　　　□　⑤　その他の認知症（　　　　　　　　　　　　　　　　）
　　　□　⑥　認知症ではないが認知機能の低下がみられ、今後認知症となるおそれがある（軽度の認知機能の低下が認められる・境界状態にある・認知症の疑いがある等）
　　　☑　⑦　認知症ではない（認知機能に低下があるとはいえない。）

　　総合所見（現病歴、現在症、重症度、現在の精神状態と関連する既往症・合併症、身体所見などについて記載）

　　77歳頃からしまい忘れや置き忘れが目立ってきた．同じことを何回か言うこともある．日常生活に支障は全くない．社会的な活動にも問題はない．現時点では認知症の診断基準に当てはまらない．非認知症と診断する．

　　認知機能障害等の状態（症状があるものにチェック）
　　☑　記憶障害
　　　　☑　物忘れ　　☑　同じ事を何度も言う
　　　　□　その他（　　　　　　　　　　）
　　□　実行機能障害（生活障害）
　　　　□　買い物ができない　□　着衣の異常
　　　　□　入浴ができない　　□　料理ができない
　　　　□　その他（　　　　　　　　　　）
　　□　行動障害
　　　　□　暴力行為　□　徘徊　□　不潔行為
　　　　□　その他（　　　　　　　　　　）
　　□　見当識障害
　　　　□　日付の誤認　□　道がわからなくなる
　　　　□　その他（　　　　　　　　　　）
　　□　理解・判断力の低下
　　　　□　交通違反・事故、万引き
　　　　□　その他（　　　　　　　　　　）
　　□　精神障害
　　　　□　妄想（物盗られ・被害）　□　怒りっぽい
　　　　□　幻覚
　　　　□　その他（　　　　　　　　　　）
　　□　その他（言語の障害、失行、失認、視空間認知の障害など）

図35　診断書

3 身体・精神の状態に関する検査結果（実施した検査にチェックし、結果を記載）
   ○ 認知機能検査・神経心理学的検査
     ☑ ＭＭＳＥ（検査日　2017　年　◇　月　◇　日　結果　28　／　30　点）
     ☑ ＨＤＳ－Ｒ（検査日　2017　年　◇　月　◇　日　結果　27　／　30　点）
     ☑ その他（実施検査名　ADAS-J cog.　　　　　　　　　　　　）
         （検査日　2017　年　◇　月　◇　日　結果　5　／　70　点）
     □ 未 実 施（未実施の場合チェックし、理由を記載）
     □ 検査不能（検査不能の場合チェックし、理由を記載）
     ※ 検査結果に関する所見又は未実施若しくは検査不能の理由
       HDS-Rでは，3物品の遅延再生が5/6であった．

   ○ 臨床検査（画像検査を含む）
     ☑ ＣＴ　□ ＭＲＩ　□ ＳＰＥＣＴ
     □ その他（　　　　　　　　　　　　　　）
     □ 未 実 施（未実施の場合チェックし、理由を記載）
     □ 検査不能（検査不能の場合チェックし、理由を記載）
     ※ 検査日、検査結果及び結果に関する所見又は未実施若しくは検査不能の理由
       びまん性脳萎縮はみられるが，脳内に無症候性脳梗塞などの
       局在病変を認めない．

   □ その他の検査
       甲状腺機能を含む血液検査に異常はない

4 現時点での病状（改善の見込み等についての意見）
  ※ 病名が「⑤その他の認知症」に該当する場合（甲状腺機能低下症、脳腫瘍、慢性硬膜下血腫、正常圧水頭症、頭部外傷後遺症等）のみ記載（該当するものにチェック）
     □ ア　認知症について6月以内［または6月より短期間（　　ヶ月間）］に回復する見込みがある。
     □ イ　認知症について6月以内に回復する見込みがない。
     □ ウ　認知症について回復の見込みがない。

5 その他参考事項
   ○ ＦＡＳＴ（Functional Assessment Staging）　　（☑1 □2 □3 □4 □5 □6 □7 ）
   ○ 認知症高齢者の日常生活自立度　　（ □自立 □Ⅰ □Ⅱa □Ⅱb □Ⅲa □Ⅲb □Ⅳ □M ）

専門医・主治医として以上のとおり診断します。　　　　平成　　年　　月　　日
病院または診療所の名称・所在地
　　　　　　八千代病院　　　　安城市住吉町○-○○-○
担当診療科名　　　　神経内科

担当医氏名　　　　　川畑信也　　　　　　　　　　　　　　　印

図35 （続き）診断書

以下では事例を呈示しながら診断書作成のポイントや誤りやすい点を述べていく．

CASE 13　典型的な認知症の病像を示す74歳，男性

現病歴：当センター初診の1カ月前に施行された免許更新時の認知機能検査は25点であった．妻からの病歴聴取では，もの忘れの状態は年齢相応と思うが，昔から知っている知人の顔がわからないことが時々ある．この1,2年草むしりに集中するようになり終日草むしりをしている．柿の木を意味なく根っこごと引き抜いてしまった．易怒性は目立たないが以前から他人の意見を聞かない性格である．日常の生活に支障を感じることはない．

現在像：問診（診察日は2017年8月15日）では，もの忘れはあると言いながら深刻感に乏しい（病識の欠如を推測させる）．年齢を尋ねた際，「50歳か……70何歳，なんだ75かと」と自信のない回答であった．生年月日は正答可能．診察日の月日，曜日を尋ねると，「……言われるとつらいね」と述べて後で「9月の…わからん，16か17日か」と述べていた．現在の居場所については，安城にいることは認識可能で病院名も答えることは可能であった．前日の夕食の内容を尋ねたが，「昨日？……何食べたかわからん」と全く考えようとしなかった（医師の質問に対して考えようとせず，考え不精がみられる）．当日の昼食の内容を問うと，「食べたが…残飯整理…」と具体的な陳述をできない．現在の同居家族の人数は正答可能であった．最近覚えている大きなニュースに関しては「そんなのはない」と答えていた（考え不精）．

問診から記憶障害と日時に対する見当識障害の存在は明らかであった．病識の欠如，考え不精も目立ってきている．神経学的に明らかな異常はない．

年齢	1/1
日時の認識	1/4
場所の認識	2/2
3単語の復唱	0/3
計算	1/2
数字の逆唱	0/2
3単語の遅延再生	0/6
5物品名の記憶	2/5
単語の列挙	2/5
合計	9/30

図36 CASE 13: 74歳, 男性, HDS-R

時の見当識	2/5
場所の見当識	5/5
3単語記銘	3/3
計算	1/5
3単語遅延再生	0/3
物品呼称	2/2
文章復唱	1/1
3段階の命令	1/3
書字命令	1/1
文章書字	0/1
図形構成	1/1
合計	17/30

図37 CASE 13: 74歳, 男性, MMSE

◆認知機能検査（神経心理検査）
① HDS-R 図36：9点（20/21点が認知症/非認知症）．3単語の即時復唱課題では，ひとつも復唱することができず記憶障害は高度と判断される．
② MMSE 図37：17点（23/24点が認知症/非認知症の境界点）．3単語の遅延再生課題はいずれも想起不可であった．時に対する見当識障害と計算障害，注意障害の存在は明らかである．

◆脳形態画像検査
　MRI 図38 では，脳内に無症候性ラクナ梗塞が散在しているが認知症の主因とは考えにくい．両側海馬（矢印）を含むびまん性脳萎縮が目立つ．海馬傍回の萎縮の程度を評価するVSRADでは，萎縮の程度は3.95であった（関心領域内萎縮が強い）．

◆病態の考え方と診断書作成のポイント
① 病歴から知人の顔がわからない，意味なく庭の木を引っこ抜いてしまう行動や草取りに執着するなどの状態がみられ認知症を疑う病歴である．問診では，自己の年齢があやふやであり，時に対する見当識障害や記憶障害の存在は確実である．医師の質問に真剣に考えようとしない考え不

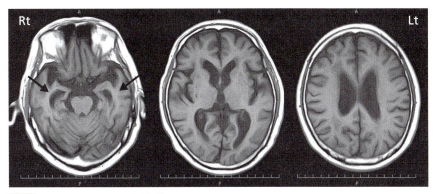

図38 CASE 13: MRI T₁ 強調画像
海馬の萎縮が目立つ（矢印）

精も観察される．病歴と問診・診察から認知症を疑うことが可能であろう．

② HDS-R は 9 点，MMSE は 17 点しか獲得できず，この得点は非認知症や軽度認知障害（MCI）では決してみられない点数である．認知症と判断すべき得点であり，MRI にて認知症の主因となる局在病変がないことからアルツハイマー型認知症の診断は容易といえる．

③ 診断書の病名ではアルツハイマー型認知症にチェックを入れ，総合所見に簡潔な病歴（3 から 4 行前後でよい）を記載するとよい．診断書作成に悩むことはなく容易に作成が可能な事例である．かかりつけ医・非専門医の先生方の外来では CT スキャンあるいは MRI 検査を施行することが難しいと思われるので，近隣の医療機関に脳形態画像検査を依頼するのがよい．基本的には CT スキャンを施行すれば頭蓋内の器質的疾患を除外することは可能である．

CASE 14 かかりつけ医が診断書作成をできないとのことで紹介になった80歳，男性

　現病歴：2015年12月4日実施の講習予備検査（認知機能検査）で第一分類と判定された．同月末に免許証更新．2016年4月2日，市内において信号無視(赤色等)違反をし，臨時適性検査通知書が患者宅に送付され，患者が主治医に診断書作成を依頼したが主治医が書けないからと著者の外来に紹介となった．妻は，もの忘れをそんなに感じないし生活に困ることもないと述べている．季節に合った衣服の選択も可能であり整容にも問題はない．おしゃれな格好をしている．畑仕事なども進んで行っており意欲の低下も感じない．（しつこく生活での支障を聞くと）たまに余分なものを買ってくる．最近たまに怒ることがあると述べていた．

◆問診の風景（2016年6月14日に施行）

もの忘れしますか	「あまりしない」
今後も運転を継続しますか	「運転はしていきたい」
おいくつですか	「80歳」
誕生日はいつですか	「昭和○○年□月△日」（正答）
今は何月ですか	「20？…なんだ？　28年？の　…6月」
何日ですか	「…14日」（正答）
何曜日ですか	「火曜日」（正答）
ここはどこですか	「八千代病院」
昨日の夕食は何を食べましたか	「夕飯は……ソーメン，普通の食事で，普通の米と豆腐」（煮物を想起できず）
今日の朝ご飯は何を食べましたか	「いつも……　パン食　牛乳」
3単語の遅延再生	『自発想起は3つ不可，ヒントで1個想起』
100から8引く	「92，8ひくと80？…86，いくつ引

くんだっけ？　もう一度すると，8引く？　92……　咄嗟に出てこない」

◆認知機能検査（神経心理検査）
① HDS-R 図39：20点（20/21点が認知症/非認知症）．数字の逆唱や単語の列挙の成績は不良である．
② MMSE：25点（23/24点が認知症/非認知症の境界点）．
③ ADAS-J cog.：7点（非認知症は2点から8点に分布．自験6,000名のデータから12点から20点を軽度，21点から35点を中等度，36点以上を高度認知機能障害と判断）．
④ FAB：5点（前頭葉機能を評価する検査，18点満点で11点以下が障害ありと判断される）．
⑤ NPI：該当する項目はない〔行動障害・精神症状（behavioral and pychological symptoms of dementia：BPSD）を評価する検査〕．
⑥ 論理的記憶Ⅰ（WMS-R）粗点：2点（物語を検査者が読み上げて呈示し，その後に被験者が再生する課題であり記憶障害の有無を判断するものである．全て正答できると50点．74歳までの基準値しか設定されていないが，70から74歳では11点から26点が基準となる）．年齢を考慮しても記憶の低下が疑われる．

年齢	1/1
日時の認識	4/4
場所の認識	2/2
3単語の復唱	3/3
計算	2/2
数字の逆唱	0/2
3単語の遅延再生	3/6
5物品名の記憶	4/5
単語の列挙	1/5
合計	20/30

図39　CASE 14：80歳，男性，HDS-R

⑦ ADL 評価：PSMS 6/6，IADL 5/5．家族からみた日常生活動作の評価．PSMS（Physical Self-Maintenance Scale）は基本的生活動作，IADL（Instrumental Activities of Daily Living）は手段的生活動作を評価するものである．家族は生活に支障はないと判断している．

◆脳形態画像検査

MRI 図40 では，脳内に無症候性ラクナ梗塞はみられるが認知症の主因となる局在病変を認めない．両側海馬（矢印）を含むびまん性脳萎縮がみられる．海馬傍回の萎縮の程度を評価する VSRAD では，萎縮の程度は 1.03 であった（関心領域内萎縮がややみられる）．

◆病態の考え方と診断書作成のポイント

① かかりつけの医師が診断書を書けないとのことで診断書の作成依頼があった事例である．妻は，たまに余分な物を買ってくることはあると述べていたが病歴全般を通じて認知症を疑う所見に乏しい．

② 問診では，日時や場所に対する見当識は保たれていたが，食事内容での陳述の曖昧さや 3 単語の遅延再生課題で自発的にひとつも想起できないなど記憶障害の存在を疑うべきである．

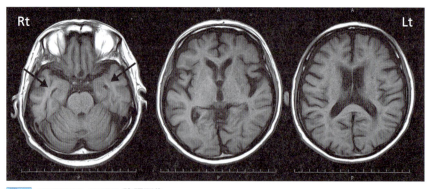

図40　CASE 14：MRI T₁ 強調画像
海馬の萎縮が軽度（矢印），無症候性ラクナ梗塞がみられる．

③ 神経心理検査では，HDS-R は 20 点と正常範囲に 1 点足りない．HDS-R しか施行しない場合には神経心理検査の結果が診断に役立たないことになる．1 点足りないからといって，認知症と簡単に診断してはならない．下位項目をみると，数字の逆唱と単語の列挙（1 分間に野菜名の想起）は明らかに成績不良であるが，アルツハイマー型認知症に特徴的な失点様式を示していない．

④ かかりつけ医・非専門医の診療スキル（病歴と問診・診察，HDS-R）では，臨床診断を下すことが困難な事例ではなかろうか．アルツハイマー型認知症と記載すべきかあるいは軽度認知障害（MCI）とするか，今回の検査では認知症との判断はできない，と書くべきかで悩む事例である．しかし，運転免許に関連する診療では，診断書の病名欄のいずれかにチェックを入れないと診断書として成り立たない．判断根拠が不確実なままにいずれかの病名にチェックを入れると，後にトラブルになる危険性を否定できない．本事例での唯一の逃げ道は患者ならびに家族に自主返納を勧めることである．どうしても患者や家族が自主返納に納得しないときには，自身で診断書を作成せずに正確な診断を下すことができないことを率直に患者と家族に伝えて認知症専門医療機関に紹介すべきである．

⑤ 本事例に対して詳細な神経心理検査を行ったとしても上記に示すように MMSE ならびに ADAS-J cog. は正常範囲であり，NPI からも行動障害・精神症状（BPSD）の存在は認められず，ADL にも支障はないと家族は判断している．記憶を評価する WMS-R は低得点であったことから記憶障害は存在している可能性は高いが詳細な神経心理検査の結果からも診断に苦慮する事例といえる．家族は生活に支障はないと述べていることから MCI と診断すべきかもしれないが，本当に生活障害がないのかは疑問である．詳細な神経心理検査を行っても正確な診断を下すことは難しいと言わざるを得ない．なお本事例では脳 SPECT 検査やその他の検査は拒否された．

本事例では，診断書作成の時点で明確な診断を下すことができなかった．仮に認知症が存在していても軽度の段階に位置することから加齢に伴うもの忘れ（生理的老化）との峻別が難しいのである．このような事例では，診断書作成の前に患者ならびに家族に自主返納を勧めるようにするとよい．自主返納に応じてくれれば，診断書作成に伴うリスク（診断の誤り）を避けることができる．自主返納に応じてくれないときには診断書を作成せざるを得ない．記憶障害が目立つことから生活障害の目立たないアルツハイマー型認知症の可能性を考えるが，そこまで大胆に診断することには躊躇せざるを得ない．一方，記憶障害の存在から非認知症と診断すると後にトラブルになる可能性が高い．診断名は MCI としておくのが妥当なところであろうか．運転免許に関連する診断書では，病名として①から⑦のいずれかで明確に判別するように求められるが，実臨床，とくに認知症診療では白黒はっきりつけることができない場合も多い．白黒をはっきりと判断したことで後々トラブルになることだけは避けたい．「認知症ではないが認知機能の低下がみられ，今後認知症となるおそれがある」は灰色決着としてその時点では適切な判断ではなかろうか．

CASE 15　交通事故を契機に受診してきた 73 歳，男性

　現病歴：妻の話では，受診の 2 カ月前，仕事に行くときに対向車と接触事故を起こしサイドミラーが全壊した．その場から当て逃げのかたちで走り去ってしまった．その後の警察の事情聴取に対して「山から石が降ってきた」と患者は述べていた．この事故以前には妻が困るもの忘れなどには気づかなかったが，以降と比して同じことを何回も言う，やや易怒性が目立ってきた印象を受ける．日常生活で困ることはない．服薬管理も本人が行っている．1 カ月前よりかかりつけ医からドネペジル 5mg が処方されている．

◆ **問診の風景**（2016 年 10 月 21 日に施行）
　具合はどうですか　　　　　　　　「具合と言われても，体の変化はない」
　もの忘れしますか　　　　　　　　「歳相応にはしますね」

今後も運転を継続しますか	「仕事の関係であと半年はしたい」
おいくつですか	「73歳」（正答）
誕生日はいつですか	「昭和○○年□月△日」（正答）
今は何月ですか	「あの…10月」（正答）
何日ですか	「…20？……28日か」（誤答）
何曜日ですか	「金曜日」（正答）
ここはどこですか	「八千代病院」
昨日の夕食は何を食べましたか	「簡単な……あれですね，あの，スーパーで……たまご乗った」（刺身と卵焼きが正答）
今日の昼ご飯は何を食べましたか	「あの……ちょっとしたコンビニ弁当」（正答）

◆ **認知機能検査（神経心理検査）**

① HDS-R 図41：18点（20/21点が認知症/非認知症）．3単語の遅延再生課題は，ヒント呈示で2個想起可能，1個はヒントを呈示しても想起できなかった．単語の列挙（野菜名の想起）は5個しか答えることができなかった．

② MMSE：25点（23/24点が認知症/非認知症の境界点）．

年齢	1/1
日時の認識	3/4
場所の認識	2/2
3単語の復唱	3/3
計算	2/2
数字の逆唱	0/2
3単語の遅延再生	2/6
5 物品名の記憶	5/5
単語の列挙	0/5
合計	18/30

図41 CASE 15: 73歳, 男性, HDS-R

③ ADAS-J cog.：12 点（非認知症は 2 点から 8 点に分布．自験 6,000 名の
データから 12 点から 20 点を軽度，21 点から 35 点を中等度，36 点以
上を高度認知機能障害と判断）．
④ FAB：10 点（前頭葉機能を評価する検査，18 点満点で 11 点以下が障害
ありと判断される）．
⑤ NPI：該当する項目はない〔行動障害・精神症状（BPSD）を評価する検
査〕．
⑥ 論理的記憶Ⅰ（WMS-R）粗点：9 点（物語を検査者が読み上げて呈示し，
その後に被験者が再生する課題であり記憶障害の有無を判断するもので
ある．全て正答できると 50 点．74 歳までの基準値しか設定されていな
いが，70 から 74 歳では 11 点から 26 点が基準となる）．年齢を考慮し
ても記憶の低下が疑われる．
⑦ ADL 評価：PSMS 5/6，IADL 4/5．家族からみた日常生活動作の評価．
PSMS は基本的生活動作，IADL は手段的生活動作を評価するものである．
PSMS で身繕い，IADL で買い物に支障があると家族は判断している．

◆脳形態画像検査

　MRI では，脳内に無症候性ラクナ梗塞を含む局在病変を認めない．両側海馬を含むびまん性脳萎縮がみられる．海馬傍回の萎縮の程度を評価する VSRAD では，萎縮の程度は 1.31 であった（関心領域内萎縮がややみられる）．

◆病態の考え方と診断書作成のポイント

① 病歴や問診・診察，神経心理検査の結果では，記憶障害の存在は明らか
であるが生活障害は目立たない．生活障害があることが認知症の条件で
あるとの視点から考えると現時点では認知症と診断はできない．軽度認
知障害（MCI）の範疇であろうか，あるいは交通事故を起こした際の対
応に疑問は残るが非認知症なのだろうか判断に苦慮する事例である．本
事例は，運転免許更新に関連して受診して来たわけではないので診断書
作成の必要もなく，家族には半年前後の経過観察が望ましいと伝えた．

② 交通事故の既往があることから息子は車の運転を止めさせたいと強く希

望していたが，患者本人は仕事の区切りがあるのであと半年は運転を継続したいと希望していた．現時点では認知症と診断できないことから強制的に運転を止めさせることは難しいと説明したが，運転の危険性などを説明し患者本人には運転をしないほうがよいのではないかと伝え，その趣旨をカルテに記載した．

③ 本事例の問題点としては，すでに主治医からドネペジルが開始されていることである．抗認知症薬が処方されている以上は，かかりつけ医での保険病名はアルツハイマー型認知症と記載されているはずである．アルツハイマー型認知症と診断されているからには，自動車の運転は禁止である．主治医は，アルツハイマー型認知症に進展していると判断したのかあるいは認知症には至っていないが早めに抗認知症薬を処方しておこうと考えたのかは不明であるが，いずれにしても抗認知症薬が処方されているので運転を止めるように指導すべきである．ほとんどの場合には大きな問題にはならないと思うが，仮にこの患者が重大な人身事故を起こしたとき，カルテの検索などから抗認知症薬が出されていること，ならびにアルツハイマー型認知症と診断していることを根拠に，なぜ運転を止めさせるように指導しなかったのかと事故の被害者側から主治医が問われるかもしれない．

④ 講演会などで「MCIに対して抗認知症薬を出しているがどう対応したらよいか」と質問を受けることがよくあるが，対策はふたつである．まず，抗認知症薬を処方している以上は保険病名としてアルツハイマー型認知症あるいはレビー小体型認知症となっているはずなので運転を止めさせる指導を行う選択である．ふたつめは，抗認知症薬を中止し運転の継続をする選択肢である．いずれがよいかの決め手はない．

CASE 16 臨時適性検査に関する事前確認通知書を経由して受診してきた85歳，男性

現病歴：患者本人だけで診断書が必要と当院健診センターを受診したが，要領を得ないことから認知症疾患医療センターに回されてきた．本人は，作成する診断書を持参せずに警察から診断書提出依頼がある，自分は交通違反などをしていないと言い張るが経緯が不明なことから所轄の警察署に問い合わせを行った．その結果，2年前に免許更新をしているが，1カ月前に踏切で一時停止違反を起こしていることが判明した．本人は免許証を自主返納するつもりはないと断言している．診察日に息子から病歴を聴取した．2年くらい前から日常生活でもの忘れが多いことには気づいていた．やや怒りっぽい．趣味の菊作りやグラウンドゴルフには出かけるが自宅にいるときには日中寝ていることが多い．整容などに支障はない．腰痛以外には大きな病気もない．

◆問診の風景（2017年10月17日）

具合はどうですか	「なんの具合，とくにない」
困ったことありますか	「なにもない」
もの忘れしますか	「しないな」
おいくつですか	「えーと，86歳になる」
誕生日はいつですか	「昭和〇〇年□月△日」（正答）
今は何年何月ですか	「平成29年の…6月」（月は誤答）
何日ですか	「…17日」（正答）
何曜日ですか	「火曜日」（正答）
ここはどこですか	「〇〇病院か…いや八千代病院」
昨日の夕食は何を食べましたか	「ゆうはん……カツとその他は……野菜」
今日の昼食は何を食べましたか	「……なんだっけ，卵掛けごはんと…ほうれんそう，白菜」（断片的な回答）

奥さんの年齢は	「4歳下だから80歳」（81歳が正答）
免許更新はいつ行った	「昨年」（一昨年が正答）
3単語の遅延再生	『自発想起は1つのみ可能，2つはヒントでも想起不可』
100から8引くと	「20」
再度100から順に8引くと	「20ということ」「残りは20」
最近印象に残るニュースは	「今は…今は，大きなニュース…，ない」
交通違反はいつ	「1カ月前に一旦停止違反で」（正答）

◆ **認知機能検査（神経心理検査）**

① HDS-R 図42：17点（20/21点が認知症/非認知症）
② MMSE：20点（23/24点が認知症/非認知症の境界点）
③ ADAS-J cog.：17点（非認知症は2点から8点に分布．自験6,000名のデータから12点から20点を軽度，21点から35点を中等度，36点以上を高度認知機能障害と判断）．
④ FAB：3点（前頭葉機能を評価する検査，18点満点で11点以下が障害ありと判断される）．
⑤ NPI：該当する項目はない〔行動障害・精神症状（BPSD）を評価する検査〕．
⑥ 論理的記憶Ⅰ（WMS-R）粗点：3点（物語を検査者が読み上げて呈示し，

年齢	1/1
日時の認識	2/4
場所の認識	2/2
3単語の復唱	2/3
計算	0/2
数字の逆唱	0/2
3単語の遅延再生	2/6
5物品名の記憶	5/5
単語の列挙	3/5
合計	17/30

図42 CASE 16: 85歳，男性，HDS-R

その後に被験者が再生する課題であり記憶障害の有無を判断するものである．全て正答できると50点．74歳までの基準値しか設定されていないが，70から74歳では11点から26点が基準となる）．年齢を考慮しても記憶の低下が疑われる．
⑦ ADL評価：PSMS 6/6，IADL 5/5．家族からみた日常生活動作の評価．PSMSは基本的生活動作，IADLは手段的生活動作を評価するものである．家族は生活に支障はないと判断している．

◆脳形態画像検査
MRIでは，脳内に無症候性ラクナ梗塞を含む局在病変を認めない．両側海馬を含むびまん性脳萎縮がみられる．海馬傍回の萎縮の程度を評価するVSRADでは，萎縮の程度は1.40であった（関心領域内萎縮がややみられる）．

◆病態の考え方と診断書作成のポイント
① 臨床診断はアルツハイマー型認知症である．診断書にアルツハイマー型認知症と記載すると公安委員会から免許の取消し処分が下されることになる．

② しかし，初診時に診察室で患者の問診を聞いていた息子は，諸検査をする前の段階で患者が認知症に進展していることを理解できたようである．これを機会に運転を止めさせたいと述べていたことから，診断書を作成するよりも自主返納をしたほうがよいのではないかと勧めた．患者にも同様の説明を行いなんとか自主返納を納得したことから，初診の診療後に所轄の警察署に出向いてすぐに自主返納をするよう伝えた．認知症患者は，記憶障害のために翌日になると前日約束したことを忘れてしまう場合もあるので，自主返納に同意あるいは納得したときには即日返納をさせることが肝要である．

③ 認知機能検査（神経心理検査）の結果は，HDS-Rを始めいずれも正常範囲を下回っていた．息子は生活に支障はないとADL評価表には記載していたが，結果説明日にさらに尋ねると，買い物で同じ物（調味料や即席

ラーメンなど）をしばしば買ってくることがあると述べていた．男性患者は，家庭内での家事全般に係っていないことが多いので，特別の生活能力を行使していないことが多い．アルツハイマー型認知症に進展している男性患者を生活障害の有無に拘ると早期での診断を見逃してしまうことが少なくない．本事例も生活障害は目立たないが認知機能検査の不成績からアルツハイマー型認知症と診断をして間違いはない．診断後に地元の医療機関に逆紹介を行った．

CASE 17 非認知症と診断した 81 歳，男性

現病歴：妻からの病歴．本人は妻と 2 人暮らし．もの忘れは目立たず，また気にもならないが以前に比して怒りっぽくなっている．日常生活では怒鳴る以外に困ることはない．買い物などの行動にも異常はなく，季節に合った衣服の選択は可能，自分から入浴をする．妻は認知症との思いはない．

既往歴：特記すべきことはない

現在像：身体的には，歩行はやや不安定歩行であるが著明な体力の低下は観察されない．中等度難聴であり，診察室ではやや大きな声を出さないと会話が成り立たない．診察中にやや易怒性がみられた．問診では，自己のもの忘れの存在に対しての認識はあるようである．年齢ならびに生年月日，診察日の月日，曜日は正答可能であった．現在の居場所については，安城にいることを認識し病院名も正答できていた．前日の夕食の内容を尋ねたが，「焼きそば，ごはん，漬け物」とほぼ正答，当日の朝ご飯の内容も正確に答えていた．5 月 16 日に施行された認知機能検査の日にちも正しく回答し，16 個のイラストがあったことも想起可能であった．

◆認知機能検査（神経心理検査）
① HDS-R：27 点（20/21 点が認知症/非認知症）
② MMSE：29 点（23/24 点が認知症/非認知症の境界点）．遅延再生課題における 1 個だけ想起不可が唯一の失点である．

③ ADAS-J cog.：9点（非認知症は2点から8点に分布．自験6,000名のデータから12点から20点を軽度，21点から35点を中等度，36点以上を高度認知機能障害と判断）．
④ FAB：10点（前頭葉機能を評価する検査，18点満点で11点以下が障害ありと判断される）．
⑤ NPI：該当する項目はない〔行動障害・精神症状（BPSD）を評価する検査〕．
⑥ 論理的記憶Ⅰ（WMS-R）粗点：5点（物語を検査者が読み上げて呈示し，その後に被験者が再生する課題であり記憶障害の有無を判断するものである．全て正答できると50点．74歳までの基準値しか設定されていないが，70から74歳では11点から26点が基準となる）．年齢を考慮しても記憶の低下が疑われる．
⑦ ADL評価：PSMS 6/6，IADL 4/5．家族からみた日常生活動作の評価．PSMSは基本的生活動作，IADLは手段的生活動作を評価するものである．IADLで買い物に支障があると家族は判断している．

　神経心理検査の結果を概観すると，MMSEとHDS-R，ADAS-J cog.の総得点はいずれも正常範囲内を示していた．FABは正常範囲をわずかに下回るが，この検査は高齢者には難易度の高いものであり，80歳を超えた者では10点はほぼ正常範囲内と著者は判断している．WMS-Rでは記憶の低下は疑われる．IADLにて買い物に支障がみられる．NPIから現時点では行動障害や精神症状を認めない．

◆脳形態画像検査
　脳内に無症候性ラクナ梗塞が数個みられるが認知症の主因とは考えにくい．両側海馬を含むびまん性脳萎縮が認められる．海馬傍回の萎縮の程度を評価するVSRADでは，萎縮の程度は0.98であった（関心領域内萎縮がほとんどみられない）．

◆病態の考え方と診断書作成のポイント
　① 病歴ならびに問診・診察，神経心理検査などを総合的に勘案すると，現

時点では認知症との診断には該当しないようである．WMS-Rの結果で記憶障害が存在することからMCIの可能性も否定できないが，その他の神経心理検査は良好な成績を示していること，MCIの定義となる1）本人および/または第三者からの申告および客観的認知検査の障害 および/または2）客観的認知検査上の経時的減衰の証拠，に欠けることから現時点ではMCIの診断基準にも該当しないと思われる．

② 本人には難聴が存在し日常生活レベルの会話の理解に支障がみられることは明らかである．難聴のために免許更新時の認知機能検査の問題呈示の理解が不良であった可能性を排除できない．難聴の存在が認知機能検査の結果をより悪く見せていた可能性も考えられる．

③ 運転免許に関連する診療では，対象患者の年齢が75歳以上であることがほとんどである．75歳を超えると認知症の罹患率が急激に増加すること，この年齢以上の患者では非認知症でも年齢に相応したもの忘れ症状が多々みられることから，非認知症と診断することは難しい場合が多い．とくに運転免許に関連する診療では，非認知症と診断するとその後の運転継続は可能となるが，もし診断が誤っており実は認知症に進展していたことが後日判明した場合にはやや面倒な事態を引き起こすことになるかもしれない．

④ 著者の経験からの意見であるが，かかりつけ医・非専門医の先生方が運転免許に関連した診断書を作成する場合，非認知症であるとの絶対的な確信がある以外には診断書に非認知症との診断名を記載しないほうがよい．もし非認知症との診断名を記載するときには，聴取した病歴内容をカルテに詳細に記載し，神経心理検査としてはHDS-RやMMSEだけでなく，もう少し複雑な（被験者の知的機能にとって負担の大きい）神経心理検査も施行しておくようにしたい．なぜならば，HDS-RあるいはMMSEでは非認知症の範囲の得点を獲得できる患者でもADAS-J cog. やFABを施行すると認知症と考えるべき成績しか取れないことがあるからである．ADAS-J cog. やFABでも正常範囲の得点を獲得できたならば，

より非認知症との証拠固めができることから後にトラブルになった場合に反論を組み立てることが可能であろう．

⑤ 著者の施設では神経心理検査や脳形態・機能画像検査などを時間をかけて行っており，仮に訴訟になった場合でも診断に対する確実な証拠固めをした上で診断を下しているので非認知症との診断も時には行っている（もちろん慎重に判断することは論を俟たない）．

CASE 18　家族が診療に対して不満を示す 84 歳，女性

現病歴：2017 年○月，一時停止違反を起こし旧法に従い診断書提出命令が下された．本人は独居．お嫁さんの話では，「日常の生活はきちんとしていると思う．おかしいと感じない．週に数回私達（息子夫婦）が訪問しているが 1 人暮らしに支障は全くない．しかし新しいことを覚えることは難しい．交通違反を起こしたことは知らない」

初診翌日の愛知県警への問い合わせにて，2016 年 12 月に免許更新をしているがそのときの認知機能検査の得点は 43 点で第一分類に該当．3 年前の得点は 50 点以上を獲得していた．2014 年にも 2 回一時停止違反を起こしていることは判明した．

現在像：身体的には，杖使用で歩行，入室になっている．問診（2017 年 9 月 5 日施行）では，自己のもの忘れに対して深刻感がない．年齢と生年月日は正答可能であった．今日は何年の何月との質問に対して「今…しょうわ 27 年の…29 年の 8 月」と答えていた．日にちに関しては 9 月 5 日の診察日を「10 日」と回答，さらに曜日を尋ねたとき「……月曜日か？…」と答えていた（火曜日が正答）．現在の居場所については，病院名は正答可能であった．前日の夕食の内容を尋ねたが，「すし，いろいろ，握り」と断片的な回答しかできなかった．3 単語（ひまわり，たぬき，ふね）を復唱 1 分後にその物品名を想起する課題では自発想起が 1 個可

能，ヒント呈示で1個想起可能，ひとつはヒント呈示でも想起することができなかった．100から8を引く計算課題では，「92，84，76，60？ 79から9ですね，違う」と混乱していた．また，前回の免許更新の時期（2016年12月に更新している）を想起できない．認知機能検査が不良だった原因を「当日履いていった靴が壊れてしまい，気が動転してできなかった」と述べていた．

問診から記憶障害と日時に対する見当識障害が疑われた．取り繕い反応も観察される．

病歴と問診・診察が終了して時点で著者がお嫁さんに「認知症の可能性が高いですね，認知症と判明すると法律によって運転免許の取り消しになりますよ」と説明したところ，お嫁さんは，「それは困ります．お義母さんが車を運転して孫の送迎などをしてくれているので助かっているのです．納得いかないのでセカンドオピニオンをお願いしたいので紹介してください」と不満を露わにし語気強く言い始めた．その後，しばらく診療に関しての不満を聴きながら，後日の神経心理検査とMRIの予約をしてもらい，その後に結果を説明することにして引き下がってもらった．後日，愛知県警の担当者から初診当日の著者の診察結果に納得がいかない，信用できないからセカンドオピニオンを紹介してくれとの電話がお嫁さんから警察に入ったことを知らせてくれた．その話を聞いたとき，著者は，まだ認知症に関する諸検査もしていないし，最終的な診察結果も話していないのにと非常に不愉快な気分になり，診断書の病名によっては後でトラブルになる可能性があると感じた．診断書は慎重に考慮しながら作成しなければならないとの思いを強くした．

◆認知機能検査（神経心理検査）
① HDS-R 図43：24点（20/21点が認知症/非認知症）．
② MMSE 図44：21点（23/24点が認知症/非認知症の境界点）．場所に対する見当識障害と記憶障害の存在が認められる．図形模写も困難である 図45．
③ ADAS-J cog.：12点（非認知症は2点から8点に分布．自験6,000名の

データから 12 点から 20 点を軽度，21 点から 35 点を中等度，36 点以上を高度認知機能障害と判断）．
④ FAB：10 点（前頭葉機能を評価する検査，18 点満点で 11 点以下が障害ありと判断される）．

年齢	1/1
日時の認識	4/4
場所の認識	2/2
3 単語の復唱	3/3
計算	1/2
数字の逆唱	1/2
3 単語の遅延再生	3/6
5 物品名の記憶	4/5
単語の列挙	5/5
合計	24/30

図43　CASE 18: 84 歳，女性，HDS-R

時の見当識	5/5
場所の見当識	2/5
3 単語記銘	3/3
計算	3/5
3 単語遅延再生	1/3
物品呼称	2/2
文章復唱	1/1
3 段階の命令	2/3
書字命令	1/1
文章書字	1/1
図形構成	0/1
合計	21/30

図44　CASE 18: 84 歳，女性，MMSE

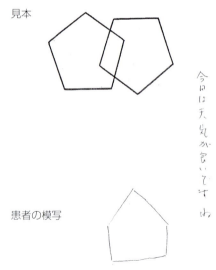

図45　CASE 18: MMSE の模写構成課題

⑤ NPI：該当する項目はない〔行動障害・精神症状（BPSD）を評価する検査〕．
⑥ 時計描画テスト CLOX，図46）：1 時 45 分を示す丸時計を描く課題である．自発描画課題 CLOX 1 では，円の欠損，文字盤のひずみ，時刻の誤りがみられる（現在時刻を記入），模写描画課題 CLOX 2 では文字盤のひずみがみられる．
⑦ 論理的記憶 I（WMS-R）粗点：9 点（物語を検査者が読み上げて呈示し，その後に被験者が再生する課題であり記憶障害の有無を判断するものである．全て正答できると 50 点．74 歳までの基準値しか設定されていないが，70 から 74 歳では 11 点から 26 点が基準となる）．年齢を考慮しても記憶の低下が疑われる．
⑧ ADL 評価：PSMS 6/6，IADL 8/8．家族からみた日常生活動作の評価．PSMS は基本的生活動作，IADL は手段的生活動作を評価するものである．家族は生活に支障はないと判断している．

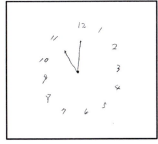

自発描画課題CLOX 1

円の欠損，文字盤のひずみ
時刻の誤りがみられる
（現在時刻を記入）

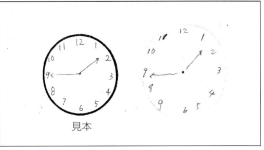

模写描画課題CLOX 2

見本

文字盤のひずみがみられる．

図46： CASE 18：時計描画テスト CLOX

神経心理検査の結果を概観すると，MMSEとADAS-J cog.，FABの総得点は正常範囲をやや下回っていた．HDS-Rは正常範囲．NPIから現時点では行動障害や精神症状を認めない．生活障害はないと家族は判断している．

◆脳形態画像検査
　MRIでは脳内に無症候性ラクナ梗塞が散在しているが認知症の主因とは考えにくい．両側海馬を含むびまん性脳萎縮が認められる．海馬傍回の萎縮の程度を評価するVSRADでは，萎縮の程度は1.77であった（関心領域内萎縮がややみられる）．

◆病態の考え方と診断書作成のポイント
① 病歴ならびに問診・診察，神経心理検査などを総合的に勘案すると，記憶障害の存在は明らかである．さらに日時に対する見当識にやや曖昧さが観察され，構成行為にも支障が疑われる．しかしながら，同居していない家族は生活に困ることはないと病歴で述べ，神経心理検査におけるADL評価でも家族は支障ないと記載をしている．著者は，認知症，とくにアルツハイマー型認知症に進展をしている可能性が高いのではないかと考えた．

② 後日，息子（初診時のお嫁さんの夫）が診察結果を聞きにきたが，診察室に入ってから一言も発せず著者を睨みつける態度を示していた．検査結果を説明しているときもただ座っているだけで質問もなく終了後にはさっさと退室していった．この態度では，診断書の病名によってはトラブルになる可能性が高いことが予想された．診断書作成にあたり慎重な言い回しが必要といえる．以下に著者が作成した診断書のなかでの結論の部分を掲載する．

現在の病状

> 病歴ならびに問診・診察，神経心理検査などを総合的に勘案すると，記憶障害の存在は明らかである．さらに日時に対する見当識にやや曖昧さが観察され，構成行為にも支障が疑われる．認知症と診断するためには生活障害が存在することが必須である．同居はしていないが家族は生活に困ることはなく，神経心理検査におけるADL評価でも家族は支障ないと記載している．本診断書作成医師としては，認知症，とくにアルツハイマー型認知症に進展をしている可能性が高いと推測しているが，介護保険法第5条2に則ると認知症と診断するためには「日常生活に支障が生じる程度にまで記憶機能及びその他の認知機能が低下した状態」とされ，現時点で家族が生活障害はないと強く述べていることから認知症との診断を下すことはできない．一方，認知症ではないとの判断もまた困難である．認知症と非認知症の境界的概念として軽度認知障害 mild cognitive impairment（MCI）が想定されている．これは，①認知機能は正常でもないが認知症でもない（DSM-5，ICD-10による認知症の診断基準を満たさない），②認知機能低下として，1）本人および/または第三者からの申告および客観的認知検査の障害 および/または 2）客観的認知検査上の経時的減衰の証拠，③基本的な日常生活は保たれており，複雑な日常生活機能の障害は軽度にとどまる，との特徴がみられる．本件は，現時点ではこの軽度認知障害（MCI）と診断せざるを得ない．
> 最後に，本診断書作成医師は，2017年〇月□□日診察結果を息子に説明した際に，本件は生活障害が目立たないアルツハイマー型認知症の可能性が高いことを伝え，運転をしない方がよいことならびに免許証の自主返納を勧めたが，当該の息子からの返事はなかったことを申し添えておく．

③ 前記の著者の記載は，玉虫色で曖昧さに終始した内容であると感じるかもしれない．本心では生活障害が目立たないあるいは家族が生活障害を認めようとしないアルツハイマー型認知症の可能性が高いと考えたが，仮にアルツハイマー型認知症との病名で診断書を作成した場合，家族から生活障害がないのになぜアルツハイマー型認知症なのか，神経心理検査の結果が良好なのにどうして認知症なのかとクレームをつけられるかもしれない．そのような思いが頭に浮かぶ中でなかなか認知症，アルツハイマー型認知症との診断名を記載することに躊躇してしまう．認知症ならば免許の取消し，軽度認知障害ならば6月の限定であるが運転継続が可能となり両者には大きな違いが存在する．軽度認知障害（MCI）と

判断した本事例がその後人身事故などを起こし，他の医療機関で認知症と診断されたとき，著者の診断に疑義が生じさらに面倒な事態になるかもしれない．そこで家族には，生活障害が目立たないアルツハイマー型認知症の可能性を否定できないので運転をしないよう指導したこと，自主返納を勧めたことをカルテならびに診断書に記載することで，医師として適切な指導を行ったこと，患者の運転に伴う不測の事態発生の責任は家族にあることを担保しておくようにした．運転免許に関連する診療では医師として防衛的な対処はやむを得ないと著者は考える．

後日談であるが，本事例は診断後に消化器系悪性腫瘍の手術のために10日余り入院，退院後から夜間大声を出し寝ない，貴重品や服薬の管理ができない，10分の間に同じ話を何回もするなどの状態が出現したことから息子夫婦が辟易し再度著者の診療を求めてきた（初診の時点であれほど著者の診療に不信感をもっていたのによく再診してくるよねとは思ったが）．やはりアルツハイマー型認知症であったとこの時点で確診しメマンチンの処方を開始した．もちろん運転は禁止であると患者と家族には厳命した．

CHAPTER VIII 疑義事例からみた診断書作成の問題点

本章では，警察から著者の外来に診察依頼のあった疑義事例を呈示し，どこに問題があったのかを指摘しながら適切な診断書作成の考え方や手順を示す．

CASE 19 診断書に病名以外の記載がない89歳，女性

前医が作成した診断書を 図47 に示す．一目見てわかるように医学的判断　病名の欄で「認知症ではない」にチェックを入っている以外に記載が全くない．これでは疑義事例になるのは当然である．この診断書を作成した医師は，認知症ではないと判断したので病名以外の記載は不要としたのかあるいは診断書作成の手順を知らずに粗雑な記載になったのかは不明であるが最も行ってはならない作成態度である．疑義事例として著者の外来に回ってきたので診療を行ったが認知症あるいは非認知症との診断ができず軽度認知障害（mild cognitive impairment：MCI）との判断を下し確実な診断を先送りした．

現病歴：患者さんは独居．近くに住んでいる娘さんからの病歴では，とくに気になることはない．年齢相応のもの忘れと思っている．毎日車を運転してやや遠方の親戚宅に夕食を作りに行っている．朝から昼にかけて近所で畑仕事をしている．

既往歴として高血圧，骨粗鬆症がみられるが，患者本人は，「現在，降圧剤は飲んでいない．ドクダミを飲んでいる」と述べていた．

現在像・問診：身体的には，歩行は不安定な印象を受けるが局在徴候はない．診察室では，愛想はよいがやや馴れ馴れしい態度がみられる．軽度脱抑制が観察される．娘さんの話では，以前からやや大雑把で物事に対して高笑いで済ませて

しまうことが多いとのことであった．問診（平成29年10月3日施行）では，もの忘れの有無を尋ねると「多少は忘れることもあるがたいしたことはない」と述べ，自己のもの忘れの存在に対してあまり深刻感がないようであった（病識の欠如を推測させる）．年齢と生年月日は正答可能であった．診察日の月を尋ねると「えーと，27年の……29年の10月」，日にちと曜日は正答可能であった．現在の居場所については安城にいることを認識し病院名も正答できた．前日の夕食の内容を尋ねたが，「サバの煮物とみそ汁，漬け物」，当日の朝食の内容を「牛乳とヤクルト，ごはん少し，みそ汁」と答えていたが独居故に回答の正否は不明であった．子どもの数ならびに付き添いの娘の年齢や誕生日は正答可能であった．3単語（ひまわり，たぬき，ふね）を復唱し1分後の遅延再生課題では，自発的にひとつも想起できず，ヒントで1個想起可能であった．問診では，比較的しっかりした応答を示していたが記憶の低下は疑われる．

◆認知機能検査（神経心理検査）

① HDS-R 図48：25点（20/21点が認知症/非認知症）．特異的に成績不良な課題はなかった．
② MMSE：27点（23/24点が認知症/非認知症の境界点）．3単語の遅延再生課題ではひとつしか想起できなかった．
③ ADAS-J cog.：10点（非認知症は2点から8点に分布．自験6,000名のデータから12点から20点を軽度，21点から35点を中等度，36点以上を高度認知機能障害と判断）．
④ FAB：5点（前頭葉機能を評価する検査，18点満点で11点以下が障害ありと判断される）．
⑤ NPI：該当する項目はない〔行動障害・精神症状（BPSD）を評価する検査〕．
⑥ 論理的記憶Ⅰ（WMS-R）粗点：4点（物語を検査者が読み上げて呈示し，その後に被験者が再生する課題であり記憶障害の有無を判断するものである．全て正答できると50点．74歳までの基準値しか設定されていな

診　断　書

愛知県公安委員会提出用⑧

1	氏名	○○○○	男・**女**
	生年月日	M・T・**S**・H　3　年　▲　月　▲　日　（　89　歳）	
	住所		

2　医学的判断
　　病　名　（該当する病名等にチェック）
　　　□　①　アルツハイマー型認知症　　　□　②　レビー小体型認知症
　　　□　③　血管性認知症　　　　　　　　□　④　前頭側頭型認知症
　　　□　⑤　その他の認知症（　　　　　　　　　　　　　　　　）
　　　□　⑥　認知症ではないが認知機能の低下がみられ、今後認知症となるおそれがある（軽度の認知機能の低下が認められる・境界状態にある・認知症の疑いがある等）
　　　☑　⑦　認知症ではない（認知機能に低下があるとはいえない。）

　　総合所見（現病歴、現在症、重症度、現在の精神状態と関連する既往症・合併症、身体所見などについて記載）

　　認知機能障害等の状態（症状があるものにチェック）
　　　□　記憶障害　　　　　　　　　　　　□　見当識障害
　　　　　□　物忘れ　□　同じ事を何度も言う　　□　日付の誤認　□　道がわからなくなる
　　　　　□　その他（　　　　　　　　）　　　　□　その他（　　　　　　　　）
　　　□　実行機能障害（生活障害）　　　　□　理解・判断力の低下
　　　　　□　買い物ができない　□　着衣の異常　□　交通違反・事故、万引き
　　　　　□　入浴ができない　□　料理ができない　□　その他（　　　　　　　　）
　　　　　□　その他（　　　　　　　　）　□　精神障害
　　　□　行動障害　　　　　　　　　　　　　□　妄想（物盗られ・被害）　□　怒りっぽい
　　　　　□　暴力行為　□　徘徊　□　不潔行為　□　幻覚
　　　　　□　その他（　　　　　　　　）　　　　□　その他（　　　　　　　　）
　　　□　その他（言語の障害、失行、失認、視空間認知の障害など）

図47　CASE 19: 診断書

Ⅷ　疑義事例からみた診断書作成の問題点

3 身体・精神の状態に関する検査結果（実施した検査にチェックし、結果を記載）
　　○ 認知機能検査・神経心理学的検査
　　　□ ＭＭＳＥ（検査日　　年　　月　　日　結果　　／　　点）
　　　□ ＨＤＳ-Ｒ（検査日　　年　　月　　日　結果　　／　　点）
　　　□ そ の 他（実施検査名　　　　　　　　　　　　　　　　）
　　　　（検査日　　年　　月　　日　結果　　／　　点）
　　　□ 未 実 施（未実施の場合チェックし、理由を記載）
　　　□ 検査不能（検査不能の場合チェックし、理由を記載）
　　　※ 検査結果に関する所見又は未実施若しくは検査不能の理由

　　○ 臨床検査（画像検査を含む）
　　　□ ＣＴ　□ ＭＲＩ　□ ＳＰＥＣＴ
　　　□ その他（　　　　　　　　　　　　　　）
　　　□ 未 実 施（未実施の場合チェックし、理由を記載）
　　　□ 検査不能（検査不能の場合チェックし、理由を記載）
　　　※ 検査日、検査結果及び結果に関する所見又は未実施若しくは検査不能の理由

　　□ その他の検査

4 現時点での病状（改善の見込み等についての意見）
　※ 病名が「⑤その他の認知症」に該当する場合（甲状腺機能低下症、脳腫瘍、慢性硬膜下血腫、正常圧水頭症、頭部外傷後遺症等）のみ記載（該当するものにチェック）
　　□ ア　認知症について６月以内[または６月より短期間（　　ヶ月間）]に回復する見込みがある。
　　□ イ　認知症について６月以内に回復する見込みがない。
　　□ ウ　認知症について回復の見込みがない。
5 その他参考事項
　○ ＦＡＳＴ(Functional Assessment Staging)　　（□1 □2 □3 □4 □5 □6 □7）
　○ 認知症高齢者の日常生活自立度　　　（□自立 □Ⅰ □Ⅱa □Ⅱb □Ⅲa □Ⅲb □Ⅳ □M）

専門医・主治医として以上のとおり診断します。　　　平成　29　年　◇◇　月　◇　日
病院または診療所の名称・所在地

担当診療科名

担当医氏名　　　　　　　　　　　　　　　　　　　印

図47　（続き）CASE 19: 診断書

年齢	1/1
日時の認識	4/4
場所の認識	2/2
3 単語の復唱	3/3
計算	2/2
数字の逆唱	1/2
3 単語の遅延再生	3/6
5 物品名の記憶	4/5
単語の列挙	5/5
合計	25/30

図48 CASE 19: 89歳, 女性, HDS-R

いが，70 から 74 歳では 11 点から 26 点が基準となる）．年齢を考慮しても記憶の低下が疑われる．

⑦ ADL 評価：PSMS 6/6，IADL 8/8．家族からみた日常生活動作の評価．PSMS は基本的生活動作，IADL は手段的生活動作を評価するものである．家族は生活に支障はないと判断している．

◆脳形態画像検査

MRI では脳内に局在病変を認めない．両側海馬を含むびまん性脳萎縮が目立つ．海馬傍回の萎縮の程度を評価する VSRAD では，萎縮の程度は 2.03 であった（関心領域内萎縮がかなりみられる）．

◆病態の考え方と方針

① 前医は，簡単に非認知症との診断書を作成していたが実態はそう簡単ではないようである．運転免許に関連する診療で診断書に非認知症と記載するためには絶対に認知症ではないとの証拠固めをした上でなければ軽々に診断してはならない．運転免許更新時の認知機能検査で判定される第一分類は，認知症の重症度判定の一つである Clinical Dementia Rating（CDR）で 1.0 に該当するよう点数が設定されている．CDR 1.0 は軽度認知症に該当するものであり，認知機能検査で第一分類と判定された高齢者の多くは例外を除いて認知症に進展しているとの視点で診療

を進めていくべきである．ただし，非認知症でも難聴や視覚障害があったり体調が不良であったり検査環境が悪かったりしたことが原因で思うように検査ができなかった可能性も想定される．したがって第一分類と判定された高齢者に非認知症が含まれることは十分予想されるが，だからといって何も検査をしないで非認知症と診断してよいことにはならない．

② 病歴からは認知症を疑う所見は得られていないが，問診では記憶の低下が推測された．MMSEやHDS-Rにおける3単語の遅延再生課題ならびにWMS-R（やや長文の物語を検査する者が読み上げた直後にその物語を再生する課題）の成績が不良なことから記憶障害は存在している可能性が高い．89歳と高齢なことからそのくらいの記憶障害は生理的範囲内との考えも成り立つだろう．しかし，同時に80歳代後半では認知症に進展している場合も少なくない．そのように考えると，90歳近い高齢者を非認知症と判断することは自動車の運転継続に対して免罪符を与えることになるので診断には慎重さが求められる．

③ 医師が医学的知識をもって真摯に診断したが，後にその診断が誤っていたとしても医師の刑事責任は免れるとされる．しかし，民事に関しては別の問題である．本事例のように病歴や問診で認知症と確信できる事柄がない，さらに認知機能検査でも記憶課題を除いて比較的良好な成績を示す場合には，「認知症ではないが認知機能の低下がみられ，今後認知症となるおそれがある」にチェックを入れるのが無難である．

④ 通常の臨床では，認知症なのか生理的老化なのかの鑑別がつかない場合には，しばらく「経過をみましょう」といって，その時点で確実な診断を下すのを避けることが可能である．しかしながら，運転免許に関連する診療では，「経過をみましょう」との選択肢はない．医学的診断 病名の①から⑦のいずれかを決定しなければならない．「経過をみましょう」と「認知症ではないが認知機能の低下がみられ，今後認知症となるおそれがある」では意味合いは異なるものであるが，後者にチェックを入れて判断を先送りする以外に選択肢はないと著者は考えている．

CASE 20　診断書に整合性が欠ける84歳，男性

前医の診断書を 図49 に示す．診断書の内容についてその問題点を指摘し適切な診断書の記載を述べる．

① 医学的判断　病名では「認知症ではないが認知機能の低下がみられ，今後認知症となるおそれがある」に，現時点での病状（改善の見込み等についての意見）の欄では「認知症について6月以内に回復する見込みがない」にそれぞれチェックが入っているが明らかに矛盾をしていることがわかる．この診断書では病名と病状との間で整合性に欠け認知症なのか否かの判断ができないことから疑義事例と公安委員会は判断しているのである．

② 総合所見の記載で「記憶障害や見当識障害が少しみられるが会話は成立するし理解力も認められる」となっているが，著者の推測では，この診断書を作成した医師は認知症の診断について不慣れなようである．現時点での病状を記載するのはよいが，認知症の特徴である症状の進行性ならびに生活障害の有無についての言及がない．記憶障害や見当識障害の存在によって生活に支障をきたしているのか否かを記載しなければならない．

③ HDS-R が 10 点しか取れていない．前医は，所見のなかで「HDS-Rの結果は，アルツハイマー型認知症を疑う」と記載しているにもかかわらず，病名でアルツハイマー型認知症としていない．おそらくご自身の診断に自信がないことから⑥にチェックを入れて結論を先送りしているのではなかろうか．本事例は，HDS-Rの結果をみれば明らかにアルツハイマー型認知症と診断されなければならない．HDS-R 10点は健常者あるいはMCIでは決してみられない点数である．HDS-R が10点しか獲得できない患者に対して「認知症ではないが認知機能の低下がみられ，今後認知症となるおそれがある」にチェックを入れてはならない．自身が診断を下すのに躊躇する場合には認知症専門医療機関に紹介すべきである．

VIII　疑義事例からみた診断書作成の問題点

診　断　書

愛知県公安委員会提出用⑧

1	氏名　　　　○○○○　　　　　　　　　男・女

1　氏名　　　○○○○　　　　　　　　　　男・女
　生年月日　　M・T・Ⓢ・H　8　年　▲　月　▲　日　（　84　歳）
　住所

2　医学的判断
　　病　名　（該当する病名等にチェック）
　　　□　①　アルツハイマー型認知症　　　　□　②　レビー小体型認知症
　　　□　③　血管性認知症　　　　　　　　　□　④　前頭側頭型認知症
　　　□　⑤　その他の認知症（　　　　　　　　　　　　　　　　　）
　　　☑　⑥　認知症ではないが認知機能の低下がみられ、今後認知症となるおそれがある（軽度の認知機能の低下が認められる・境界状態にある・認知症の疑いがある等）
　　　□　⑦　認知症ではない（認知機能に低下があるとはいえない。）

　　総合所見（現病歴、現在症、重症度、現在の精神状態と関連する既往症・合併症、身体所見などについて記載）

　　HDS-Rは低下していて記憶障害や見当識障害が少しみられるが
　　会話は成立するし理解力も認められる．CT検査では脳萎縮
　　海馬萎縮が認められ，認知症との関連を疑うとの返書を頂いた．
　　血液検査は異常を認めない．

　　認知機能障害等の状態（症状があるものにチェック）
　　☑　記憶障害　　　　　　　　　　　　　☑　見当識障害
　　　　☑　物忘れ　□　同じ事を何度も言う　　　☑　日付の誤認　□　道がわからなくなる
　　　　□　その他（　　　　　　　　）　　　　　□　その他（　　　　　　　　）
　　□　実行機能障害（生活障害）　　　　　　☑　理解・判断力の低下
　　　　□　買い物ができない　□　着衣の異常　　□　交通違反・事故、万引き
　　　　□　入浴ができない　　□　料理ができない　☑　その他（会話の時に判断力の低下を感じる）
　　　　□　その他（　　　　　　　　）　　　　□　精神障害
　　□　行動障害　　　　　　　　　　　　　　　□　妄想(物盗られ・被害)　□　怒りっぽい
　　　　□　暴力行為　□　徘徊　□　不潔行為　　□　幻覚
　　　　□　その他（　　　　　　　　）　　　　□　その他（　　　　　　　　）
　　□　その他（言語の障害、失行、失認、視空間認知の障害など）

図49　CASE 20: 診断書

3 身体・精神の状態に関する検査結果（実施した検査にチェックし、結果を記載）
　○ 認知機能検査・神経心理学的検査
　　□ ＭＭＳＥ（検査日　　　　年　　　月　　　日　結果　　　　／　　点）
　　☑ ＨＤＳ－Ｒ（検査日　2017　年　●　月　■　日　結果　　10　／　30　点）
　　□ その他（実施検査名　　　　　　　　　　　　　　　　　　　　　　）
　　　　　　　（検査日　　　　年　　　月　　　日　結果　　　　／　　点）
　　□ 未 実 施（未実施の場合チェックし、理由を記載）
　　□ 検査不能（検査不能の場合チェックし、理由を記載）
　　※ 検査結果に関する所見又は未実施若しくは検査不能の理由
　　　　HDS-Rの結果は，アルツハイマー型認知症を疑う．

　○ 臨床検査（画像検査を含む）
　　☑ ＣＴ　□ ＭＲＩ　□ ＳＰＥＣＴ
　　□ その他（　　　　　　　　　　　　　　　　　）
　　□ 未 実 施（未実施の場合チェックし、理由を記載）
　　□ 検査不能（検査不能の場合チェックし、理由を記載）
　　※ 検査日、検査結果及び結果に関する所見又は未実施若しくは検査不能の理由
　　　　脳萎縮，海馬の萎縮を認め，認知症との関連を疑う

　○ □ その他の検査

4 現時点での病状（改善の見込み等についての意見）
　※ 病名が「⑤その他の認知症」に該当する場合（甲状腺機能低下症、脳腫瘍、慢性硬膜下血腫、正常圧水頭症、頭部外傷後遺症等）のみ記載（該当するものにチェック）
　　□ ア　認知症について6月以内［または6月より短期間（　　ヶ月間）］に回復する見込みがある。
　　☑ イ　認知症について6月以内に回復する見込みがない。
　　□ ウ　認知症について回復の見込みがない。

5 その他参考事項
　○ ＦＡＳＴ（Functional Assessment Staging）　（□1 □2 □3 □4 □5 □6 □7 ）
　○ 認知症高齢者の日常生活自立度　（□自立 □Ⅰ □Ⅱa □Ⅱb □Ⅲa □Ⅲb □Ⅳ □Ｍ ）

専門医・主治医として以上のとおり診断します。　　　平成　29　年　◇◇　月　◇　日
病院または診療所の名称・所在地

担当診療科名

担当医氏名　　　　　　　　　　　　　　　　　　印

図49　（続き）CASE 20: 診断書

CASE 21 前医ではアルツハイマー型認知症と診断されたが軽度認知障害（MCI）であった82歳，男性

現病歴：2017年4月に一時停止違反．5月に臨時認知機能検査を受検し第一分類（40点）と判定された．前医で診断書（図50，病名はアルツハイマー型認知症）が作成されたが疑義ありとのことで著者に臨時適性検査の依頼があった．同居していない娘さんからの病歴では，「年齢相応のもの忘れはみられるが朝から毎日規則正しい生活を送っている．あちこちに出かけていくことも多い．同居している息子もとくに困ることはないと述べている．意欲もあり，季節に合った衣服の選択は可能であり風呂も自分で入っている．食事の支度も本人が行っており，細かいこともきちんとできている．日常生活に困ることは全くない.」

既往歴：3年くらい前に市民病院で脊椎管狭窄症の手術を受けている．高血圧，脂質異常症で服薬をしているが服薬に問題はない．

現在像：身体的にとくに問題はない．血圧176/103 mmHg，脈拍95/分．問診では，年齢と生年月日，診察日の月日は正答可能であった．曜日を尋ねたとき「……木曜日か？…」と自信なさそうに答えていた（水曜日が正答）．現在の居場所については，病院名では「にし，にしあんじょう…なんという病院だろうか，八千代とか」と答え，居場所の認識にやや混乱がみられていた．前日の夕食の内容を尋ねたが，「いろいろ食べている，人参で肉炒め」と断片的な回答であった．3単語（ひまわり，たぬき，ふね）を復唱1分後にその物品名を想起する課題ではひとつも想起できなかった．ヒントを与えても想起不可であった．100から8を引く計算課題では，「92, 84, 76, 68, 50 いくつか」と答えていた．

診　断　書

愛知県公安委員会提出用⑧

1　氏名　　　　　○○○○　　　　　　　　　　男・女

　生年月日　　M・T・Ⓢ・H　10　年　▲　月　▲　日　（　82　歳）

　住所

2　医学的判断

　病　名　（該当する病名等にチェック）

　　☑　①　アルツハイマー型認知症　　　　□　②　レビー小体型認知症
　　□　③　血管性認知症　　　　　　　　　□　④　前頭側頭型認知症
　　□　⑤　その他の認知症（　　　　　　　　　　　　　　　　　　　）
　　□　⑥　認知症ではないが認知機能の低下がみられ、今後認知症となるおそれがある（軽度の認知機能の低下が認められる・境界状態にある・認知症の疑いがある等）
　　□　⑦　認知症ではない（認知機能に低下があるとはいえない。）

　総合所見　（現病歴、現在症、重症度、現在の精神状態と関連する既往症・合併症、身体所見などについて記載）

　高血圧，脂質異常症にて通院中．腰部脊椎管狭窄症の術後．

　神経学的所見：正常範囲内．

　２，②および④の症状はみられず．①が疑われる．

　認知機能障害等の状態（症状があるものにチェック）

　☑　記憶障害
　　☑　物忘れ　□　同じ事を何度も言う
　　□　その他（　　　　　　　　　　　）
　□　実行機能障害（生活障害）
　　□　買い物ができない　□　着衣の異常
　　□　入浴ができない　□　料理ができない
　　□　その他（　　　　　　　　　　　）
　□　行動障害
　　□　暴力行為　□　徘徊　□　不潔行為
　　□　その他（　　　　　　　　　　　）
　□　見当識障害
　　□　日付の誤認　□　道がわからなくなる
　　□　その他（　　　　　　　　　　　）
　☑　理解・判断力の低下
　　☑　交通違反・事故，万引き
　　□　その他（　　　　　　　　　　　）
　□　精神障害
　　□　妄想（物盗られ・被害）　□　怒りっぽい
　　□　幻覚
　　□　その他（　　　　　　　　　　　）
　□　その他（言語の障害、失行、失認、視空間認知の障害など）

図50　CASE 21：診断書

3 身体・精神の状態に関する検査結果（実施した検査にチェックし、結果を記載）
　　○ 認知機能検査・神経心理学的検査
　　　□ ＭＭＳＥ（検査日　　　年　　　月　　　日　結果　　　／　点）
　　　☑ ＨＤＳ－Ｒ（検査日　2017 年 ● 月 ■ 日　結果　17 ／ 30 点）
　　　□ その他（実施検査名　　　　　　　　　　　　　　　　　　　）
　　　　　　　　（検査日　　　年　　　月　　　日　結果　　　／　点）
　　　□ 未実施（未実施の場合チェックし、理由を記載）
　　　□ 検査不能（検査不能の場合チェックし、理由を記載）
　　　※ 検査結果に関する所見又は未実施若しくは検査不能の理由
　　　　　遅延再生 0/6

　　○ 臨床検査（画像検査を含む）
　　　☑ ＣＴ　□ ＭＲＩ　□ ＳＰＥＣＴ
　　　□ その他（　　　　　　　　　　　　　　　）
　　　□ 未実施（未実施の場合チェックし、理由を記載）
　　　□ 検査不能（検査不能の場合チェックし、理由を記載）
　　　※ 検査日、検査結果及び結果に関する所見又は未実施若しくは検査不能の理由
　　　　　2017. 軽度脳萎縮

　　☑ その他の検査
　　　甲状腺機能検査：正常範囲内

4 現時点での病状（改善の見込み等についての意見）
　※ 病名が「⑤その他の認知症」に該当する場合（甲状腺機能低下症、脳腫瘍、慢性硬膜下血腫、正常圧水頭症、頭部外傷後遺症等）のみ記載（該当するものにチェック）
　　□ ア　認知症について６月以内［または６月より短期間（　　ヶ月間）］に回復する見込みがある。
　　☑ イ　認知症について６月以内に回復する見込みがない。
　　□ ウ　認知症について回復の見込みがない。

5 その他参考事項
　○ ＦＡＳＴ(Functional Assessment Staging)　　（ □1 ☑2 □3 □4 □5 □6 □7 ）
　○ 認知症高齢者の日常生活自立度　　（ □自立 □Ⅰ □Ⅱa □Ⅱb □Ⅲa □Ⅲb □Ⅳ □Ｍ ）

専門医・主治医として以上のとおり診断します。　　　　平成　29　年　◇◇　月　◇　日
病院または診療所の名称・所在地

担当診療科名

担当医氏名　　　　　　　　　　　　　　　　　　印

図50　（続き）CASE 21: 診断書

問診から記憶障害の存在は明らかであった．日時や場所に対する認識にもや
や混乱がみられるようである．診察室の印象では，人格の崩れや人格水準の低
下はみられない．問診に対して真剣に考えようとの姿勢がみられ礼節は保たれ
ている．

◆認知機能検査（神経心理検査）
① HDS-R 図51：22点（20/21点が認知症/非認知症．3単語の遅延再生
　課題と5物品名の記憶，単語の列挙（野菜の名前想起）で成績が不良で
　あった．
② MMSE：26点（23/24点が認知症/非認知症の境界点）．
③ ADAS-J cog.：9点（非認知症は2点から8点に分布．自験6,000名の
　データから12点から20点を軽度，21点から35点を中等度，36点以
　上を高度認知機能障害と判断）．
④ FAB：10点（前頭葉機能を評価する検査，18点満点で11点以下が障害
　ありと判断される）．
⑤ NPI：無関心がみられる〔行動障害・精神症状（BPSD）を評価する検
　査〕．
⑥ 論理的記憶Ⅰ（WMS-R）粗点：6点（物語を検査者が読み上げて呈示し，
　その後に被験者が再生する課題であり記憶障害の有無を判断するもので

年齢	1/1
日時の認識	4/4
場所の認識	2/2
単語の復唱	3/3
計算	2/2
数字の逆唱	2/2
3単語の遅延再生	4/6
5物品名の記憶	3/5
単語の列挙	1/5
合計	22/30

図51 CASE 21: 83歳, 男性, HDS-R

ある．全て正答できると50点．74歳までの基準値しか設定されていないが，70から74歳では11点から26点が基準となる）．年齢を考慮しても記憶の低下が疑われる．
⑦ ADL 評価：PSMS 6/6，IADL 5/5．家族からみた日常生活動作の評価．PSMS は基本的生活動作，IADL は手段的生活動作を評価するものである．家族は生活に支障はないと判断している．

◆**脳形態画像検査**

MRI では脳内に局在病変を認めない．両側海馬を含むびまん性脳萎縮が目立つ．海馬傍回の萎縮の程度を評価する VSRAD では，萎縮の程度は 3.08 であった（関心領域内萎縮が強い）．

◆**病態の考え方と方針**

① 前医の医学的判断　病名はアルツハイマー型認知症であったが，それ自体が公安委員会で問題とされたわけではない．総合所見欄には「高血圧，脂質異常症にて通院中．神経学的所見は正常範囲であった．2 の②および④の症状はみられず（著者補足；病名欄の②はレビー小体型認知症，④は前頭側頭型認知症を指す），①（著者補足；病名欄①のアルツハイマー型認知症を指す）が疑われる」と記載されている．どこに問題があって公安委員会は疑義事例と判断をしたのだろうか．

② 実は総合所見欄の「疑われる」の記載が疑義事例とされたのである．診断書の病名欄あるいはその他の箇所でこの「疑い」が入ると公安委員会は免許取消し処分の判断をできない．運転免許に関連する診断書として成り立つためには診断書内に疑い病名があってはならない．医学的判断の病名欄や総合所見を含めて疑いなどの余計な文言を入れないようにすることを銘記しておきたい．

③ 余談であるが医学的にはアルツハイマー型認知症やレビー小体型認知症の確実な診断は病理学的所見を基になされる．したがって生前の臨床診断はいずれも probable（ほぼ確実）あるいは possible（疑い）とすべき

であるが，この概念は運転免許に関連した診断書の病名記載には通用しない概念であることを理解しておきたい．この問題は，介護保険の主治医意見書や入所の際の診断書での診断名についてもいえることであり「疑い」病名は不可となっている．医学的な病名診断と運転免許に関連する診療における診断には齟齬が存在しているのである．本事例における前医の記載は純粋に医学的な視点からみると誤りではないともいえる．

④ 以上の考えかたは別にして，著者は，本事例をアルツハイマー型認知症ではなくMCIと診断した．アルツハイマー型認知症なのかMCIなのかの医学的鑑別は実は大変難しいといえる．本事例では，病歴ならびに問診・診察，神経心理検査などを総合的に勘案すると記憶障害の存在は明らかである．さらに場所に対する見当識にやや曖昧さが観察される．認知症と診断するためには生活障害が存在することが必須であるが，病歴では生活障害を示唆する所見はないと家族は判断している．病歴を聴取した娘さんは患者と同居していないことから，本当に生活障害がないのかを第三者である医師は正確に把握できない．

⑤ 運転免許に関連する診療で最も困ることは，生活障害の病歴をなかなか聞き出すことができないことである．この生活障害が明らかにみられるならば認知症の範疇であろうし，記憶あるいはその他の認知機能の低下はみられるが生活には支障がないとなればMCIと判断せざるを得ない．しかしながら生活障害の定義をどのように設定するかによって認知症なのかMCIかの判断は大きく異なることにもなる．そこが認知症診療を曖昧にさせている要因の一つである．

⑥ 著者は，生活障害はないと家族が述べても診察室での問診の内容や患者の態度や様子，反応などを観察し認知症の可能性が高いと判断することが多い．さらにそのような場合に神経心理検査である程度の障害（たとえば，HDS-Rで3単語の遅延再生課題が0点）が観察されるならばさらに認知症の確信度は高まる．本事例では，病歴のみならず患者の様子，神経心理検査の結果を総合的に考えても認知症に進展しているとの確証

は得られなかった．一方，認知症ではないとの判断もまたリスクを伴うといえる．

⑦ ここで MCI の復習をしておこう．軽度認知障害（MCI）は，①認知機能は正常でもないが認知症でもない（DSM-5，ICD-10 による認知症の診断基準を満たさない），②認知機能低下として，1）本人および/または第三者からの申告および客観的認知検査の障害 および/または 2）客観的認知検査上の経時的減衰の証拠，③基本的な日常生活は保たれており，複雑な日常生活機能の障害は軽度にとどまる，との特徴がみられる．本件は，現時点では「認知症ではないが認知機能の低下がみられ，今後認知症となるおそれがある」，すなわち MCI の範疇と診断しておいたほうが無難ではなかろうか．

CASE 22 前医の診断書で整合性に欠ける 86 歳，男性

事例 21 と同様に前医の作成した診断書の内容が整合性に欠けるとのことで臨時適性検査になっている．

現病歴：2017 年○月 14 日の認知機能検査は 38 点であった．前医の診断書 図52 に疑義がみられることから当院での診察になった．妻から病歴聴取．「耳は遠いがもの忘れはしない．歳を取ったからといって困ることはない．自分から入浴するし買い物でも問題はない．病前から非社交的で性格は穏やかであった．運転をしていて今まで事故を起こしたことはない．患者が運転をしてくれないと生活が成り立たないから免許証の自主返納は絶対しない」．妻は主治医に抗認知症薬処方を希望し，現在ドネペジル 5 mg を服薬している．

既往歴：高度難聴．30 年以上前に大学病院耳鼻咽喉科を受診しているが治らないと言われた．高血圧と不整脈で服薬を受けている．

現在像：高度難聴があり耳元で大声を出さないと会話が成り立ちにくい．診察室では自分勝手な話が多い．やや脱抑制傾向で多弁である．問診（2017 年 10 月 5 日施行）では，

自己のもの忘れを質すと，「いやいや全然しない」とものを忘れ自体を否定しており病識の欠如を推測させる．年齢や生年月日，診察日の日時，曜日，病院名は正答可能であった．前日の夕食の内容を尋ねたが，「昨日？……ごはん，なんだっけ，魚，えーとサンマ，他にもあったけど……」，当日の朝食の内容を問うと，「なにを食べたっけ…パンだけ」と断片的な回答であった．認知機能検査の施行日を尋ねると，「先だって…何日だっけ，忘れた…，小学生のような検査でやらなかった，書かないで出した」と述べていた．朝昼晩に服薬している薬の錠数は正答可能であった．

　問診から，自己の病態を否認あるいは深刻に考えていない様子が観察された．日時や場所に対する見当識は保たれているようである．食事の内容を断片的にしか想起できないなど記憶の低下は疑われる．免許更新時の認知機能検査に関する質問に対する回答では，取り繕い反応や防衛的反応が観察される．難聴以外には神経学的に明らかな異常はない．

◆認知機能検査（神経心理検査）
① HDS-R：23点（20/21点が認知症/非認知症）
② MMSE：22点（23/24点が認知症/非認知症の境界点）．計算課題では，文字にて呈示したが回答した数字の把持が曖昧であった．3段階の命令実行に支障あり．聴覚的把持に支障がみられる．
③ ADAS-J cog.：10点（非認知症は2点から8点に分布．自験6,000名のデータから12点から20点を軽度，21点から35点を中等度，36点以上を高度認知機能障害と判断）．
④ 時計描画テストCLOX：1時45分を示す丸時計を描く課題である．自発描画課題CLOX 1では，文字盤の欠損とひずみ，針の位置の修正などがみられる．模写描画課題CLOX 2でも同様の誤りが観察される 図53．
⑤ NPI：該当する項目はない〔行動障害・精神症状（BPSD）を評価する検査〕．
⑥ ADL評価：PSMS 6/6，IADL 4/5．家族からみた日常生活活動作の評価．

診　断　書

愛知県公安委員会提出用⑧

1　氏名　　　〇〇〇〇　　　　　　　　　　　　男・女

　　生年月日　　M・T・Ⓢ・H　6　年　▲　月　▲　日　（　86　歳）

　　住所

2　医学的判断
　　病　名　（該当する病名等にチェック）
　　　□　①　アルツハイマー型認知症　　　□　②　レビー小体型認知症
　　　□　③　血管性認知症　　　　　　　　□　④　前頭側頭型認知症
　　　□　⑤　その他の認知症（　　　　　　　　　　　　　　　　）
　　　☑　⑥　認知症ではないが認知機能の低下がみられ、今後認知症となるおそれがある（軽度の認知機能の低下が認められる・境界状態にある・認知症の疑いがある等）
　　　□　⑦　認知症ではない（認知機能に低下があるとはいえない。）

　　総合所見（現病歴、現在症、重症度、現在の精神状態と関連する既往症・合併症、身体所見などについて記載）

　　ドネペジル投与にて認知症の進行を止めている．
　　その他，特に異常はない．オリエンテーション障害もない．
　　但し両側のつよい難聴あるため，車の運転に差し支えがある．

　　認知機能障害等の状態（症状があるものにチェック）
　　□　記憶障害　　　　　　　　　　　　　□　見当識障害
　　　□　物忘れ　□　同じ事を何度も言う　　　□　日付の誤認　□　道がわからなくなる
　　　□　その他（　　　　　　　　）　　　　　□　その他（　　　　　　　　　　）
　　□　実行機能障害（生活障害）　　　　　□　理解・判断力の低下
　　　□　買い物ができない　□　着衣の異常　　□　交通違反・事故、万引き
　　　□　入浴ができない　□　料理ができない　□　その他（　　　　　　　　　　）
　　　□　その他（　　　　　　　　）　　　□　精神障害
　　□　行動障害　　　　　　　　　　　　　　　□　妄想(物盗られ・被害)　□　怒りっぽい
　　　□　暴力行為　□　徘徊　□　不潔行為　　□　幻覚
　　　□　その他（　　　　　　　　）　　　　　□　その他（　　　　　　　　　　）
　　□　その他（言語の障害、失行、失認、視空間認知の障害など）

図52　CASE 22:　診断書

3 身体・精神の状態に関する検査結果（実施した検査にチェックし、結果を記載）
　　○ 認知機能検査・神経心理学的検査
　　　☑ ＭＭＳＥ（検査日　　2017　年　●　月　■　日　結果　　26　／　30　点）
　　　☑ ＨＤＳ－Ｒ（検査日　　2017　年　●　月　■　日　結果　　22　／　30　点）
　　　□ そ の 他（実施検査名　　　　　　　　　　　　　　　　　　　　　　）
　　　　　　　　（検査日　　　年　　　月　　　日　結果　　　　／　　点）
　　　□ 未 実 施（未実施の場合チェックし、理由を記載）
　　　□ 検査不能（検査不能の場合チェックし、理由を記載）
　　　※ 検査結果に関する所見又は未実施若しくは検査不能の理由
　　　　　軽度認知症．難聴両側にあり，会話に時間がかかるため
　　　　　MMSE HDSR に影響した．

　　○ 臨床検査（画像検査を含む）
　　　☑ ＣＴ　□ ＭＲＩ　□ ＳＰＥＣＴ
　　　□ その他（　　　　　　　　　　　　　　　　　　）
　　　□ 未 実 施（未実施の場合チェックし、理由を記載）
　　　□ 検査不能（検査不能の場合チェックし、理由を記載）
　　　※ 検査日、検査結果及び結果に関する所見又は未実施若しくは検査不能の理由
　　　　　異常なし

　　○ その他の検査

4 現時点での病状（改善の見込み等についての意見）
　※ 病名が「⑤その他の認知症」に該当する場合（甲状腺機能低下症、脳腫瘍、慢性硬膜下血腫、正常圧水頭症、頭部外傷後遺症等）のみ記載（該当するものにチェック）
　　□ ア　認知症について6月以内［または6月より短期間（　　ヶ月間）］に回復する見込みがある。
　　□ イ　認知症について6月以内に回復する見込みがない。
　　□ ウ　認知症について回復の見込みがない。

5 その他参考事項
　○ ＦＡＳＴ(Functional Assessment Staging)　　（☑1 □2 □3 □4 □5 □6 □7 ）
　○ 認知症高齢者の日常生活自立度　　（□自立 □Ｉ □Ⅱa □Ⅱb □Ⅲa □Ⅲb □Ⅳ □Ｍ ）

専門医・主治医として以上のとおり診断します。　　　平成　29　年　◇◇　月　◇　日
病院または診療所の名称・所在地

担当診療科名

担当医氏名　　　　　　　　　　　　　　　　　　　　　印

図52　（続き）CASE 22: 診断書

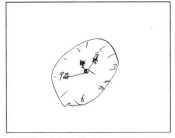

自発描画課題CLOX 1

文字盤の欠損とひずみ，針の位置の修正などがみられる

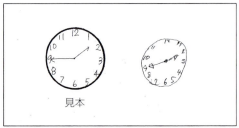

模写描画課題CLOX 2

見本

文字盤の欠損とひずみ，針の位置の修正などがみられる

図53 CASE 22: 時計描画テスト CLOX

　PSMSは基本的生活動作，IADLは手段的生活動作を評価するものである．難聴に伴う電話使用の支障以外に明らかな支障はないと妻は判断している．

　神経心理検査の結果を概観すると，高度難聴のために聴覚的呈示が困難であり，視覚刺激に変更し評価をしていることから，通常の聴覚機能をもつ高齢者との比較評価は困難である．見当識の認識は保持されているようであるが，時計描画テストを含む構成機能には明らかに支障がみられる．聴覚的把持にも支障が疑われる．検査全般を通じて回答などに浮動性がみられ，回答に行き詰まると呼吸が荒くなるなどの反応がみられた．

◆脳形態画像検査

　MRIでは，脳内に無症候性ラクナ梗塞が散在しているが認知症の主因とは考えにくい．両側海馬を含むびまん性脳萎縮が目立つ．海馬傍回の萎縮の程度を評価するVSRADでは，萎縮の程度は1.96であった（関心領域内萎縮がややみられる）．

◆病態の考え方と方針

① 前医の診断書のどこが疑義となったのか．診断書の病名では，「認知症ではないが認知機能の低下がみられ，今後認知症となるおそれがある」にチェックが入っている．しかし，総合所見には，「ドネペジルの投与にて認知症進行を止めている」と記載されている．さらに身体・精神の状態に関する検査結果には「軽度認知症．難聴両側にあり会話に時間かかるためMMSE HDS-Rに影響した」となっている．これらの所見を総合的に考えてこの患者は，認知症なのか否かの判断ができないと公安委員会は判断したのである．診断書全体を通じて整合性に欠けるといわざるを得ない．

② 病歴では認知症を考えさせる所見に乏しい．問診では記憶障害の存在は明らかであり，病識の欠如や取り繕い反応も認められる．時計描画テストから構成障害も疑われる．病歴や問診・診察，神経心理検査を総合的に考えると認知症に進展している可能性が高い．脳形態画像検査にて認知症の主因となる器質的な病態は認められずアルツハイマー型認知症と考えてよい．著者は，アルツハイマー型認知症との診断名にて診断書を作成した．

③ 読者の先生方のなかには難聴があるから問診や神経心理検査の結果が悪く出ているのではないかとの疑問を持たれる先生がいるかもしれない．しかしながら難聴が存在していても患者に理解可能な課題呈示を行うと，非認知症では問診や神経心理検査をきちんとこなすことができる場合が多い．難聴が存在するので認知機能検査の成績が悪いと単純に考えるべきではない．非認知症では，課題呈示を適切に行えばそれなりの成績を獲得できるのである．

④ 本事例で先生方がアルツハイマー型認知症との診断を下しにくいと考えるならば，前医のように「認知症ではないが認知機能の低下がみられ，今後認知症となるおそれがある」と診断しても間違いではない．その際には，ドネペジル服薬をどう説明するかが問題となる．妻からの希望で

処方していることを明記し認知症ではないが予防的に服薬していることを記載するかドネペジル服薬を未記載にするかであろうが，後者では後に問題が生じるかもしれない．身体・精神の状態に関する検査結果の欄にも前医が記載した軽度認知症などの文言を入れてはならない．「記憶障害や理解力の不良はみられるが生活障害がないことから現時点では認知症との診断ができない」などと記載するのがよい．

CHAPTER IX 改正後の運転免許更新の実態

　本書が出版される時点で改正道路交通法は1年を経過することになるが，高齢者の自動車運転や運転免許更新などの問題は，行政の施策や社会的状況などによって流動的な要因が大といえる．ここでは，本書執筆時の時点での運転免許更新の実態について著者の外来での統計と警察庁が公表している実態に関して紹介をしたい．

■ 著者の外来での実態

　著者の外来で2017年4月から11月までの8カ月間に運転免許に関連し診療を行った患者は51名である．本書の随所でそのデータの一端を示してきているが，本章ではこの51名のデータをまとめたうえで実臨床における運転免許に関連する実態を考えていきたい．

① 性別，年齢別

　性別では男性45名（88.2％），女性6名（11.8％）で男性の診療が圧倒的に多い．これは，現在のように男女ともに運転免許を取得する時代と異なって，この年齢層では女性が運転免許を取得している割合が少ないことを反映した結果と思われる．73歳から93歳の範囲に分布していた．

② 受診経路の検討 表18

　51名中27名は免許更新時の認知機能検査で第一分類と判定され医師の診断書提出命令を受けた患者であった．14名は家族に連れられての受診，13名は主治医あるいはかかりつけ医からの紹介受診であった．14名は公安委員会から疑義事例を含む臨時適性検査の要請があった患者である．警察活動によっ

表18 自験例の受診経路（n=51）

更新時認知機能検査で第一分類	27名
臨時適性検査（疑義事例）	14名
警察活動にて受診	2名
セカンドオピニオン	2名
臨時認知機能検査で第一分類	3名
旧法にて交通違反	3名

て診断書を提出するように言われた患者が2名，他院での診断書の内容に納得がいかず著者の外来にセカンドオピニオンを求めてきた患者が2名，臨時認知機能検査で第一分類と判定された患者が3名，旧法（2017年3月12日以前の法律）で第一分類と判定されていた運転者がその後に特定の交通違反（基準行為）を起こしたことから受診となった患者が3名である．

③ 診断の内訳

図54 に51名の最終的な診断名を示した．アルツハイマー型認知症が37名（72.5％）であった．血管性認知症が1名（2％）みられた．レビー小体型認知症ならびに前頭側頭型認知症，その他の認知症はみられなかった．認知症ではないが認知機能の低下がみられ，今後認知症となるおそれがあるが5名

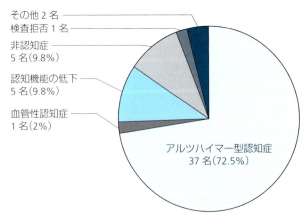

図54 運転免許関連における臨床診断の内訳
（八千代病院　愛知県認知症疾患医療センター　2017年4月1日～11月30日　n=51）

(9.8％)，非認知症 5 名（9.8％）であった．来院するも診療を拒否した患者が 1 名みられている．患者の診察はできなかったがアルツハイマー型認知症の可能性が高い．その他は，検査待機中に入院をしたためその後の診療ができない患者などであった．

④ 認知機能検査の総得点の検討

免許更新時の認知機能検査で第一分類と判定され総得点を確認できた患者は 36 名であり，総得点別にみた病型分布を 図55 に示した．39 点以下ではすべてアルツハイマー型認知症であった．40 点から 48 点の層では，アルツハイマー型認知症ならびに軽度認知機能の低下，非認知症の 3 者が混在していることがわかる．この層を 40 点から 44 点，45 点から 48 点に分けて検討を行ったが同様に混在している結果であった．ここからいえることは，認知機能検査の総得点が 39 点以下ではアルツハイマー型認知症の可能性が非常に高い．一方，40 点以上ではアルツハイマー型認知症ならびに軽度認知機能の低下，非認知症が混在しているものと推測される．

⑤ 認知機能検査（神経心理検査）の分析

図56 は，アルツハイマー型認知症と診断した患者 35 名における HDS-R な

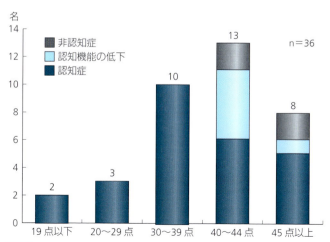

図55 認知機能検査総得点の分布からみた診断の内訳

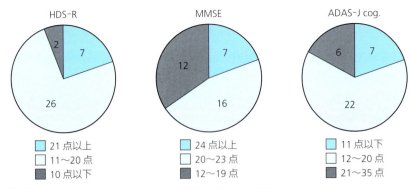

図56 アルツハイマー型認知症 31 名の神経心理検査の結果

らびに MMSE, ADAS-J cog. の得点分布を示したものである．非認知症の範囲の得点を示す患者は HDS-R で 7 名，MMSE で 7 名，ADAS-J cog. で 7 名であった．

⑥ 問診票からみた分析

図57 は，運転免許に関連する診療でアルツハイマー型認知症と診断した 32 名と通常のもの忘れ外来でアルツハイマー型認知症と診断した 720 名におけ

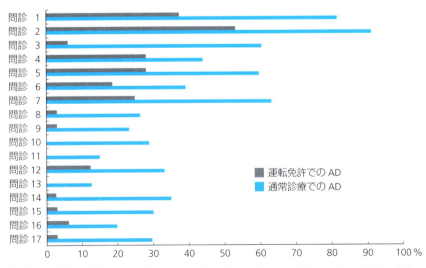

図57 通常診療と運転免許に関連する診療でのアルツハイマー型認知症（AD）の問診の実態

る問診票からみた症状の分析を示したものである（図内の項目については45頁の 表8 を参照）．いずれの項目においても運転免許に関連する診療で診断されるアルツハイマー型認知症の問診は，通常診療のそれらに比して気づかれる頻度が圧倒的に少ないことがわかる．

⑦ 診断後の経緯

診断書を作成した患者が32名，診察あるいは検査結果によって免許証の自主返納をした患者が13名，その他6名（診療拒否やセカンドオピニオンなど）であった．

運転免許に関連する著者の診療経験から，①受診は男性が圧倒的に多い，②診断ではアルツハイマー型認知症が7割を占めている，③更新時に施行される認知機能検査の得点が39点以下の場合には認知症の可能性が高い，40点以上では認知症と非認知症が混在している，④神経心理検査では，5人に1人は非認知症の得点を獲得できる，⑤通常診療のアルツハイマー型認知症に比して家族が気づいている症状の頻度は非常に低い，言い換えると家族は認知症を疑う症状に気づいていない，点を指摘できる．

警察庁の統計からみた実態

本書執筆時に警察庁から公表されている運転免許に関する資料としては，月間交通の2017年11号に掲載された「改正道路交通法に基づき提出される認知症診断書の現状と課題」がみられる．この報告を参考に現時点での全国的な実態を簡約して紹介する．

1) 改正道路交通法運用後，2017年7月までに全国都道府県警察から提出された4,506件の診断書の解析である．性別では男性84.6％，女性15.4％である．
2) 診断の内訳は，認知症と診断された者19.1％，認知機能の低下57.1％，認知症ではない23.7％となっている．認知症の内訳は，アルツハイマー型認知症668名14.8％，血管性認知症94名2.1％，前頭側頭型認知症15名0.3％，レビー小体型認知症6名0.1％，その他の認知症80名1.8％

である.
3) 診断書を作成した医師を診療科別にみると，脳神経内科系（神経内科, 精神科など）38.1％, 内科系（内科, 胃腸科, 透析科, 循環器科など）17.8％, 脳神経外科系（脳神経外科, 脳卒中科など）17.1％となっている. 認知症専門医を標榜していることが多いと思われる脳神経内科系ならびに脳神経外科系が半数以上を占めている.
4) 専門医・主治医の割合. 警察庁交通局運転免許課長通達で示される専門医は, 「認知症疾患医療センター, 日本老年精神医学会, 日本認知症学会などの専門医」, 主治医は, 「主治医（継続的に診察をしている医師）」とされており, 今回の統計では, 専門医 39.9％, 主治医 60.1％となっている. この結果から特定の病院や医師に受診が集中しているわけではないと述べられている.
5) 認知機能検査の実施状況では, MMSE のみ 19.2％, HDS-R のみ 51.6％, 両者実施が 25.9％となっている. 全体でみると 77.5％で HDS-R が実施されていた.
6) 脳画像検査の実施状況では, CT スキャンが 30.9％, MRI が 41.9％で施行されていた. しかしながら, 脳画像検査未実施が 24.0％を占めていることも判明している. 他の医療機関で認知症と診断された際に脳画像検査を施行され, その患者を紹介あるいは逆紹介で診療した事例では脳画像検査は必要ないと思うが, 病院に設備がない, 画像検査の必要がないなどの理由で実施していない場合は大きな問題であると著者は考える. 認知症の診断には脳画像検査, 少なくとも CT スキャンあるいは MRI は必須であり, これらの検査の施行なくして認知症の診断はありえない. 脳画像検査を施行しないで認知症あるいは非認知症と診断した者がその後期間を経ないで頭蓋内に器質的疾患あるいは治療可能な疾患の存在が判明したときにトラブルにならないだろうか.

この報告では最後に課題と対策を述べている. 以下にその要約と著者の意見を列挙する.
① 本報告では, 認知症と診断されている診断書は概ね適切な診断手順や根拠が明記されていると述べている. しかし, 認知症ではないが認知機能

の低下がみられ，今後認知症となるおそれがある．非認知症と診断されているものでは，スクリーニング検査や脳画像検査が実施されていない，MMSE や HDS-R の得点が著しく低いにも関わらず認知症と判断していない理由の記載がないなど診断に対する疑義も提示されている．著者の推測では，診断書を作成する医師は典型的な病像を示す認知症患者の診断には迷うことはないのであろうが，非認知症あるいは認知症ではないが認知機能の低下がみられ，今後認知症となるおそれがあると診断をしている事例に関しては，相当数が認知症に進展している可能性があるにも関わらず認知症との診断に自信をもてない，診断したくないとの思いの結果，認知症以外の病名を記載しているのではなかろうか．診断書を作成しようとする医師の熱意は理解できるが認知症診断の精度に問題を提起する結果ではないかと思われる．

② 認知症と診断される事例が少ない原因として，自主返納が増加していること，認知機能検査の再受検で第一分類から第二，第三分類に判定が変更される者が 2,775 名に及んでいるなどの可能性を指摘している．認知機能検査の得点が境界領域の場合，認知機能の低下と診断されている患者が多いと推測される．著者は，運転免許に関連する診療では，認知機能障害が軽度のことが少なくないと以前から指摘してきた．認知症と診断される事例が少ない原因として，おそらく診断書を作成した医師がこの軽度の認知機能低下を認知症と診断するあるいはできるスキルを十分持ち合わせていないからではないかと考えている．この報告でもう一つ感じることは認知機能検査の再受検で第一分類から第二，第三分類に変更判定される者が 3,000 名弱みられることである．判定区分がこのように変わるのは，認知機能検査自体の信頼性，再現性に問題があるのではないかとの疑念に繋がる．本来認知機能検査には再現性が担保されていなければならないはずである．再受検で判定区分が変更になる点に関しては今後検討を要する課題ではないかと思われる．

③ 警察庁は，日本医師会の「かかりつけ医向け認知症高齢者の運転免許更新に関する診断書作成の手引き」に従って主治医が臨床の現場で適切な診断を行っていると好意的な記載をしている．

CHAPTER X 改正道路交通法運用後の問題と課題

改正道路交通法運用開始から1年を経た時点で著者が考える問題点と課題を述べる.

改正道路交通法における認知症の定義の曖昧さ

　道路交通法が定義する認知症とは, 介護保険法第五条の二の規定, つまり,「国及び地方公共団体は, 被保険者に対して認知症(脳血管疾患, アルツハイマー病その他の要因に基づく脳の器質的な変化により日常生活に支障が生じる程度にまで記憶機能及びその他の認知機能が低下した状態をいう)……」とされている. しかし医学的には日常生活に支障を生じる以前の段階でも認知症と診断することが少なくない. 日常生活に支障はないが社会的活動に支障がある段階(FAST 4 に該当する)は, 道路交通法のいうところの認知症ではないとの解釈も成り立つ. 家族が生活障害はないと述べても医師の視点から認知症であろうと判断することも多々ある. 介護保険法の定義する認知症は医学的には中等度に進展している段階を指している(FAST 5 に該当する). したがって軽度の段階, つまり, 日常生活に支障を生じない段階の認知症は, 道路交通法では認知症とはならないのである. 医学的な認知症と道路交通法の意味する認知症の定義には齟齬がみられる. この齟齬が診断書作成の際の混乱を招いている一因ではなかろうか. 医学的には認知症と診断されるあるいは診断されなければならない患者が, 改正道路交通法では認知症と診断されない場合がみられることになる. そしてその患者群は自動車運転の継続が各都道府県公安委員会から許可されることになるのであろうか. この齟齬については著者にはどうしても納得ができないところである.

　理解しやすいように例をあげて考えてみよう. ある患者がおり, 旅先の風呂場で他人の浴衣を着て自室に戻ってくるなど社会的な活動でやや支障がみられ

るが日常生活には支障はないと家族は述べている．主治医はアルツハイマー型認知症と診断し抗認知症薬の開始を行っている．医学的には軽度認知症と診断されるが，道路交通法では認知症の定義に該当しない．この患者の運転免許に関連する診断書はどう記載すべきであろうか．医学的な立場から病名をアルツハイマー型認知症と記載し，総合所見の欄に生活障害は目立たない，重症度を介護保険の主治医意見書にある認知症高齢者の日常生活自立度でランクⅠ：なんらかの認知症を有するが日常生活は家庭内および社会的にほぼ自立している，とすると厳密には疑義事例になってしまう．また，道路交通法の立場から考えると，日常生活に支障が生じる程度まで認知機能の低下はないことから認知症との診断はできない．すると認知症ではないが認知機能に低下はみられ，今後認知症となるおそれがある，にチェックを入れることになる．しかしすでに抗認知症薬が開始されていることからカルテおよび保険病名はアルツハイマー型認知症となっているはずである．医学的な診断と道路交通法による診断書の病名の間で自己矛盾を起こしてしまうのである．著者は，生活障害の目立たないアルツハイマー型認知症患者で運転免許に関連する診断書を作成する時に常にこの矛盾に悩んでいるのが実情である．

医師の診断書作成能力

　著者は，請け負っている臨時適性検査で前医の診断書を吟味する機会が多いが，いくつかの問題点を感じる．以下に列記する．
① 運転免許に関連する診断書の作成手順を十分理解されていない先生方がみられるようである．診断書作成のために警察庁の作成ガイドラインや日本医師会から公表されているかかりつけ医向け認知症高齢者の運転免許更新に関する診断書作成の手引きがみられるが，いずれも認知症を専門とされない医師が診断書を作成するには必ずしも十分な役割を果たしていないように感じている．
② 診断書を作成する医師の認知症診断に対するスキルにやや力不足を感じることも少なくない．このことが実は著者が本書を執筆，出版する動機となっている．臨床の現場で作成するいわゆる診断書や介護保険主治医意見書などと異なり，運転免許に関連する診断書は別な視点から作成を

しなければならない．作成の手順を正しく理解し，疑義事例にならない記載，後でトラブルにならない記載に留意しながら整合性の取れた診断書を作成することが求められる．その手助けになるように本書は構成，記載されている．
③ 医師各自の診療スキルで作成できる患者を見極めることが大切である．おそらくこのあたりが不確かなことから，臨床診断をできないあるいは悩む事例の多くが「認知症ではないが認知機能の低下がみられ，今後認知症となるおそれがある」と診断されているのではなかろうか．

認知症と診断される割合が低すぎるのではないか

　先の統計では，認知症と診断される割合が 20％弱しかみられていない．自主返納をする者が増加していることを加味しても低すぎないだろうか．また，認知症ではないが認知機能の低下がみられ，今後認知症となるおそれがあるが 60％近くを占めていることも予想外の結果ではなかろうか．著者の施設の統計では，アルツハイマー型認知症が 72.5％，認知症ではないが認知機能の低下がみられ，今後認知症となるおそれがあるが 9.8％であったことと対照的な結果である．今後，経過に従って全国統計の結果が変化していく可能性も想定されるが，この傾向はそれほど大きな変化を生じないかもしれない．著者の私見であるが，「認知症ではないが認知機能の低下がみられ，今後認知症となるおそれがある」が半数以上を占めるのは，診断書を作成した医師が認知症に進展している高齢者を認知症と診断できない，したくない事例が予想外に多いことを示唆しているのではないかと推測している．

　図58 は，提出された診断書のなかで HDS-R の得点分布を認知症，認知機能の低下（認知症ではないが認知機能の低下がみられ，今後認知症となるおそれがある），非認知症別にグラフ化したものである．著者の推測では，認知機能の低下ならびに非認知症と診断されている群で HDS-R の得点が 14 点以下の者は認知症に進展している可能性が高いと思われる．さらに 18 点以下の者の多くは認知症に進展している可能性が想定される．これらのことは，認知症の診断に関わる医師の診断スキルにやや疑問を投げかける現象ではなかろうか．

　認知症に進展している患者が認知症ではないとの医師の診断，すなわち免罪

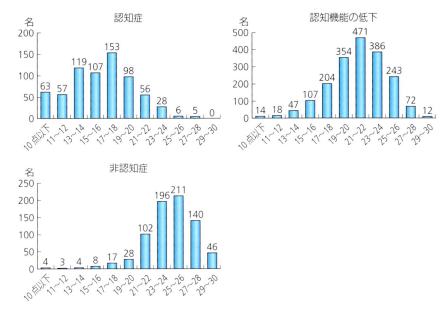

図58 診断書提出の状況（HDS-Rの得点分布）
（月刊交通2017年11月号ならびに警察庁交通局の資料などから著者が改変作成）

符を受け自動車運転を継続している事実は看過できない問題ではなかろうか．認知症診断の精度に関わる重大な問題といえる．今後の診断精度の向上が望まれる．

免許取消し後の移動手段の乏しさ

今回の道路交通法の改正による問題点のひとつに運転免許を取り消された患者あるいはその家族の移動手段をどう確保するかがあげられる．**表19**に移動手段の問題を含めた医療現場で相談を受けると予想される問題を提示した．公共交通機関の料金割引など種々の対策が取られているが本当にそのようなことで運転をしない高齢者の移動手段が確保されるのであろうか．今回の道路交通法の改正に際して運転免許を取り消された高齢者の移動の確保が叫ばれているが，実際にはもともと運転免許を取得していない高齢者の数の方が多いという事実が無視されているように著者は感じているがいかがであろうか．運転免許の有無に関わらず高齢者の移動手段の確保という課題は，わが国が向かう超高

表19 医師，介護関係への相談事，あれこれ

- 日常生活で必須なこと，買い物や支払い，クリーニングなどの交通手段をどう確保するのか？　タクシーの割引が本当に日々の生活支援に有効なのか？
- 夫婦ふたり暮らしで，運転をする一方の配偶者（主として夫）が免許取り消しになったら，どう生活したらよいか？
- 行政関係の手続きをどうしたらよいのか？　医療機関通院の確保をどうするのか？
- コミュニティバスの利用などをいうが，財源の乏しい過疎地でそれは可能なのか？
- 運転を止めさせたら認知症は進まないか，との質問にどう答えるか？　外出する機会が減るがどうしたらよいかと尋ねられたら………

齢社会での課題のひとつではないのだろうか．高齢者全体における移動手段のインフラ整備が求められているといえるのではなかろうか．

運転経歴証明書発行の不公平さ

運転経歴証明書は，自主返納をした場合には申請・取得が可能であるが，診断書提出などによって免許の取消し処分を受けた者は申請をできず取得することも不可能である．著者は，これは不公平な制度ではないかと指摘しておきたい．批判的な立場から考えると，自主返納をした免許保有者は優遇するが，診断書提出など行政の手を煩わせた免許保有者は優遇しないということだろうか．警察庁は，運転免許証を自主返納した者を対象に各種支援策の充実を謳っているが，免許証の取消し処分を受けた者は施策から置き去りにされるのだろうか．著者は，今回の道路交通法の改正は，認知症の有無に関係なく高齢者に運転免許証を自主返納させることが目的の一つではないかとつい考えてしまうのだがいかがであろうか．運転経歴証明書の話に戻すと，法的な立場からは自主返納に限定した理由があるのだろうが，医師の立場から考えると免許の失効した者では自主返納あるいは免許取消しに関わらずに希望者に運転経歴証明書を発行する考えはないのであろうか．

参考文献
1) 道路交通法実務研究会, 編. 5訂版　図解　道路交通法. 東京: 東京法令出版, 2017.
2) 川畑信也. 物忘れ外来ハンドブック　アルツハイマー病の診断・治療・介護. 東京: 中外医学社, 2006.
3) 川畑信也. 事例から学ぶアルツハイマー病診療. 東京: 中外医学社, 2006.
4) 川畑信也: プライマリ・ケア医のための認知症診療入門. 東京: 日経BP社, 2016.
5) 改正道路交通法や交通事故の実態の情報ならびに診断書や通知書の様式などは警察庁のホームページから収集した.

索引

あ行

赤信号無視	9
安全運転義務違反	17
言い訳	40, 49
一時停止違反	7, 9
一過性意識消失	9
移動手段	161
飲酒	3
運転経歴証明書	86, 162
運転免許の拒否	12
運転免許の取消し	12, 22

か行

介護保険法第五条の二	158
改正道路交通法	11, 23
改訂長谷川式簡易知能評価スケール	53
学科試験	22
加齢に伴うもの忘れ	30, 82, 112
考え不精	40, 49, 50, 105, 106
観念行為	70
疑義事例	151
基準行為	16, 24, 42, 152
技能試験	22
基本的生活動作	69, 110
逆走	3, 10
警察活動	41, 47, 151
軽度認知症	133
軽度認知障害	59, 93, 107
血液検査	59
欠格期間	22
血管性認知症	155
血中ビタミン B_1, B_{12}	59
健忘型 MCI	85
甲状腺ホルモン	59, 66
構成障害	149
交通違反	5
交通事故	5
交通事故死亡件数	1
行動障害・精神症状	31, 45
抗認知症薬	115
高齢者講習	18
高度化	19
合理化	18

さ行

再発性の失神	12
視覚認知障害	9
自主返納	5, 86, 88, 111, 118, 155, 157, 162
事前確認通知書	42, 116
持続的注意	8
実行機能障害	70
失語症	70
指定場所一時不停止	17
車庫入れ	5, 87
重症度	95
重症度分類	72
18 基準行為	16
主治医	156
手段的生活動作	69
焦点的注意	8
神経心理検査	53

信号無視	7, 17	認知機能検査	13, 41, 53, 91
診察	64	認知症専門医	156
診断書作成料	26	脳形態画像検査	60, 84, 107
診断書提出命令	151	脳梗塞	60
睡眠障害	12	脳腫瘍	60, 84, 93
生活障害	34, 37, 38, 64, 143		
精神障害	3	▍は行	
生理的老化	82, 112	皮質基底核変性症	93
セカンドオピニオン	26, 41, 123, 152	非陳述記憶	8
接触事故	7	非認知症	93, 107, 121
選択的注意	8	病診連携	95
前頭側頭型認知症	155	病態失認	70
前頭葉機能	69	病歴	64
そううつ病	12	病歴聴取	42
		分割的注意	9

▍た行

第一分類	15, 23, 41, 151	▍ま行	
第二分類	15, 23	慢性硬膜下血腫	84
第三分類	15	無自覚性の低血糖症	12
脱抑制	144	免許取得の再申請	22
多弁	144	免許証自主返納	42
注意機能	7, 8	免許取消し処分	19, 25, 142
治療可能な疾患	156	免許の効力停止	19, 25
治療可能な認知症	93	もの忘れ外来	30
治療可能な病態	60, 84	問診	48, 64
陳述記憶	8	問診・診察	47
手続き記憶	8		
てんかん	12	▍ら行	
統合失調症	12	臨時適性検査	19, 41, 66
頭部振り向き現象	52	臨時認知機能検査	13, 16, 25, 152
道路交通法	11	臨床検査	59, 66
特発性正常圧水頭症	93	レビー小体型認知症	155
時計描画テスト	69, 125, 148	論理的記憶 I	59, 66, 109
取り繕い反応	40, 49, 50, 123, 145		

▍な行

難聴	121, 149
日常生活自立度	72, 96, 159
任意通報制度	17, 91

欧文

ADAS-J cog.	69
BPSD (behavioral and pychological symptoms of dementia)	31, 45
CDR (clinical dementia rating)	30, 133
CLOX	69, 125
CT スキャン	61
FAB	69
FAST	72, 96
FAST 4	158
FAST 5	158
HDS-R	53, 64, 81, 156
head turning sign	52
IADL (instrumental activities of daily living)	69, 110
MCI (mild cognitive impairment)	59, 85, 93, 107
MMSE	55, 69, 81, 156
MRI	62
NIA/AA	71
NPI	69
PSMS (physical self-maintenance scale)	69, 110
VSRAD	70, 106
WMS-R	59, 66, 109

167

知っておきたい
改正道路交通法と認知症診療　ⓒ

発　行	2018 年 4 月 1 日　　1 版 1 刷
	2018 年 7 月20日　　1 版 2 刷

著　者　川畑信也

発行者　株式会社　中外医学社
　　　　代表取締役　青木　　滋
　　　　〒 162-0805　東京都新宿区矢来町 62
　　　　電　　話　03-3268-2701（代）
　　　　振替口座　00190-1-98814 番

印刷・製本/有限会社祐光　　　　　＜ MS・YI ＞
ISBN978-4-498-32810-5　　　　　Printed in Japan

|JCOPY| ＜（社）出版者著作権管理機構　委託出版物＞
本書の無断複写は著作権法上での例外を除き禁じられています．
複写される場合は，そのつど事前に，（社）出版者著作権管理機構
（電話 03-3513-6969，FAX 03-3513-6979，e-mail: info@jcopy.
or.jp）の許諾を得てください．